I0419226

_ إعداد أطباء الغد في العراق _

إعداد أطباء الغد

دعوة لإصلاح مناهج كليات الطب العراقية

ــ إعداد أطباء الغد في العراق ــ

إعداد أطباء الغد

دعوة لإصلاح مناهج كليات الطب العراقية

الاستاذ الدكتور غانم الشيخ

العميد المؤسس لكلية الطب جامعة تكريت، العراق

والمنسق السابق لتطوير التعليم الطبي بمنظمة الصحة العالمية،

محاضر شرف أقدم كلية طب امبريال لندن، المملكة المتحدة

والدكتور عمر مصطفى

استشاري الغدد الصماء والمدير المشارك للتعليم الطبي، معهد امراض السكري والغدد الصمّاء والسمنة، مستشفى كينغز كوليدج لندن ، المملكة المتحدة

والاستاذ الدكتور أحمد الخفاجي

أستاذ ورئيس قسم الصحة العامة في جامعات البصرة والموصل والعلوم والتكنلوجيا- الاردن.

والاستاذ الدكتور طالب جواد كاظم

عميد كلية الطب جامعة ديالى

، نائب رئيس المجلس الوطني لإعتماد كليات الطب

العراق

2018

اسم الكتاب: إعداد أطباء الغد: دعوة لإصلاح مناهج كليات الطب العراقية العراقية
تأليف: غانم الشيخ وعمر مصطفى وأحمد الخفاجي وطالب جواد كاظم

طبع في: كرييت سبيس: شركة من شركات أمازون دوت كوم
سنة الطبع: 2018

الطبعة الأولى 2018
تصميم الغلاف: تمارة الشيخ
صورة الغلاف: المصدر أنسبلاش دوت كوم

يمكن الحصول على الكتاب من:
Available from Amazon.com and other retail outlets
Printed by CreateSpace, An Amazon.com Company

ISBN-13: 978-1720346487
BISAC: Medical, Education, Training.

الإهداء

الى اعضاء هيئة التدريس في كليات الطب الباذلين جهدهم دوما لتطوير وتحسين أداءهم في التعليم الطبي منهجا وتدريسا وامتحانات، نهدي هذا الكتاب.

ان تَحسُّن أداء اعضاء الهيئة التدريسية في التعليم والتعلّم يوازي في الأهمية تحسنهم وتطورهم في المهنة الطبية ذاتها لتكون بذلك العمليات التعليمية التي يقومون بها ذات مردود عالي الجودة لهم؛ وحتى يشعروا بالرضى عن أنفسهم وبأنهم قاموا بما يمليه عليهم واجبهم التعليمي والمهني. وكذلك لتكون عملية تعلم طلبة الطب وبنفس الوقت ملائمة وملبية لمتطلبات ممارستهم لمهنة الطب مستقبلا.

المؤلفون.

ــ إعداد أطباء الغد في العراق ــ

المحتويات

1 المقدمة

يُعدُّ تعليم وإعداد الأطباء مَفصلاً هاماً في منظومة تطوير القوى البشرية العاملة في الانظمة الصحية في كل انحاء العالم. تتكون هذه المنظومة من ثلاث مراحل، تشمل المرحلة الأولى منها التخطيط كماً ونوعاً لعدد الأطباء ومؤهلاتهم الواجب توفيرها لسد حاجة النظام الصحي الوطني والسوق العالمية. اما المرحلة الثانية فتشمل "إنتاج" الأطباء اي مرحلة الدراسة الجامعية الاولية التي تؤهل خريجي المدارس ليصبحوا أطباء. اما المرحلة الثالثة والاخيرة في منظومة تطوير القوى العاملة الصحية فتشمل عملية استخدام وادارة هذه القوى العاملة بدءاً بتوظيفهم في النظام الصحي (قطاع عام وخاص) ومراقبة جودة عملهم وترقيتهم وتشجيعهم واستبعاد تركهم لمهنتهم وكذلك تطوير مؤهلاتهم وكفاءتهم عن طرق التدريب والدراسات العليا والتعليم المستمر[1]. ويبحث هذا الكتاب في مسألة تطوير وتحسين المرحلة الثانية في هذه المنظومة عن طريق إصلاح المنهاج الدراسي في إعداد الأطباء.

أثارت "لجنة عمداء كليات الطب" في العراق وبالتعاون مع منظمة الصحة العالمية، خلال السنوات العشر الماضية، مسألة تطوير العملية التعليمية في كليات الطب فبدأت هذه اللجنة، عام 2007 وكان يرأسها الدكتور حكمت عبد الرسول، بمشروع طموح لتأسيس مجلس يختص بإعتماد هذه الكليات بهدف تطوير عملها ورفع جودة خريجيها ليكونوا مؤهلين وقادرين على تطوير أداء للنظام الصحي في العراق بعد عقود عانى فيها من الكثير من التدهور. وكان من نتائج هذا المشروع إعتماد معايير

---

[1] WHO (1986) *Health Manpower Development in countries of the Eastern Mediterranean Region. WHO EMRO Report No. I!M/RC33/11.*

وطنية للجودة تتطلب إعادة النظر بطرق التدريس والتعلّم وبالتالي إعادة النظر بمناهج هذه الكليات. وقد استجابت لذلك كليات محددة وطبقت منذ 2012 مناهج مختلفة وبالتعاون مع جامعات بريطانية واميركية واقليمية فأصبح المنهج في التعليم الطبي العراقي يشمل مناهجاً وطرق تدريس تختلف عن بعضها في النظريات التربوية وفي التخطيط وفي التنفيذ. ويقدم هذا الكتاب دراسة تحليلية لمراحل تطور التعليم الطبي الحديث في العراق (التعليم الجامعي الاولي) ويقارن بين المطبق منها حاليا وما متوفر من تطورات في التعليم الطبي في العالم ولا سيما في الدول المتقدمة.

تستعرض فصول هذا الكتاب بشكل موجز، مقدمة عن دراسة الطب بصورة عامة ثم تاريخ كليات الطب منذ انشاء اول كلية لتعليم الطب الحديث في بغداد عام 1927 وتطور المناهج في الكلية والكليات التي تأسست بعد ذلك وابتداءا بالكلية الثانية التي افتتحت في الموصل عام 1959 ومن ثم في البصرة عام 1967 حتى بلغ عددُ الكليات عام 2018 ثمان وعشرين كلية. ومن ثم يستعرض الكتاب تطور مناهج التعليم الطبي في العالم الغربي وعلى وجه الخصوص في اميركا الشمالية حيث تجرى معظم البحوث التربوية بشكل عام وبحوث التعليم الطبي بشكل خاص وما يتبعها من تطبيق في الكليات. يتم بعد ذلك مراجعة المناهج التي أصبحت الكليات في العراق تطبقها اليوم ويتم تحليلها باستخدام ادوات للقياس والمقارنة معتمدة عالميا فتفحص كفاءة الطرق التعليمية المستخدمة وجودة وفعّالية استراتيجيات المناهج التعليمية ومن ثم طرق تدريب واختبار قدرات الطالب المطلوبة منه كشرط لتخرجه.

يُقدم الكتاب مقارنة وافية للأسس التي تبنى عليها طرق التدريس والتعلّم والاختبار وبيان كفاءة كل طريقة بالاستناد الى أحدث البحوث المنشورة ليصل الكتاب الى بيان اي من الطرق تتيح الفرص الكافية للطالب للحصول على القدرات المطلوبة منه تأديتها اثناء عمله بعد تخرجه

مباشرة مع التأكيد على المهارات التطبيقية والسريرية والسلوكية المهنية وبما يخلق لديه روح الاستقصاء والتفكير المعمّق والقدرة على مواصلة عملية تعلمِه مدى الحياة. ولكي تكتمل الفائدة، يقدم الكتاب للمسؤولين اصحاب القرار وللأساتذة بشكل خاص في الكليات دليلاً مبسطاً ووافيا لكيفية تطوير المنهج المستخدم باتباع خطوات تم شرحُها في الكتاب في تحليل المنهج الحالي باستخدام أدوات مذكورة ومفصلة ومن ثم العمل على تنفيذ المنهج الأفضل ووفق خطوات عملية تبدأ بإعتماد وثيقة تصف مواصفات وقدرات الخريج المستهدف او ما يعرف بمخرجات التعليم (يقدم هذا الكتاب نموذجين لها كملاحق للكتاب) ومن ثم تحليلها الى المعلومات والمهارات والسلوك وكذلك تحليل المعايير العراقية للإعتماد لغرض صياغة الاستراتيجيات التعليمية للمنهج الجديد ثم صياغة الرؤية والرسالة والاهداف العامة وفق ذلك لتتبعها صياغة نظام اختبارات وامتحانات الطلبة ثم صياغة نظام المتابعة والتقويم للمنهج ومن ثم توزيع مكونات القدرات (المعلومات والمهارات والسلوك) على سنوات الدراسة وعلى الوحدات الدراسية ثم وضع اهداف التعلّم المستهدفة الوسطية والتفصيلية وخطط التنفيذ القصيرة والمتوسطة والطويلة الامد وخطط تدريب الاساتذة والموظفين.

يُتيح الأسلوب الذي اتّبع في كتابة هذا الكتاب، للمخططين والمسؤولين وأعضاء هيئات التدريس في الكليات رسم صورة واضحة ومسندة بالبحوث تساعدهم في اتخاذ القرارات الصحيحة واللازمة حول اختيار المنهج وطرق التعلّم الأكثر كفاءة. وبهذا الخصوص فقد تم اضافة كشف بالمصادر التي تُعين الكليات للتوسع في الامور المبحوث عنها كما يتضمن الكتاب، وكما أسلفنا، وثيقتين تتضمن كل منها نموذج مخرجات تصف القدرات المتوقع تحقيقها لدى خريج الكليات الطبية العراقية صيغت وفقاً لمخرجات معتمدة لكليات الطب البريطانية والأميركية.

وتبقى عملية اختيار وتطبيق المنهج الافضل اختباراً للكلية بأجمعها على قدرتها في تحمل مسؤولية تخريج الأطباء ولسنوات طويلة قادمة يقضونها في خدمتهم في تقديم وتطوير الخدمات الصحية للشعب العراقي فالطالب الذي قُبل للدراسة في الكلية العام الدراسي 2017-2018 يتوقع منه أن يساهم في تقديم الخدمة الصحية والطبية حتى عام 2070، نعم حتى عام 2070، عندما يبلغ السبعين من العمر. فلنتصور ان الأسس التي تتبناها الكلية اليوم لتهيئة هذا الطالب ونوعية منهجها المستخدم طيلة دراسته فيها للسنوات الست وكيف يكون هذا البناء والإعداد وبأي صيغة وبأي طريقة تنفيذ لكي يحفّز الطالب لتعلّم الطب تعلماً يُغيّره ويُكسبه مبادئ جديدة في معلوماته ومهاراته وتصرفاته المهنية وأهمها ان يكون قادرا على ان يقيّم نفسَه بنفسِه فيطور قدراته وبما يلائم ما سيواجهه من تحديات خلال كل تلك الاعوام الطويلة القادمة يوم لا يجد استاذاً لديه يُسمعه محاضرته فيعرف المطلوب منه. ولذلك فبدلا من ان نُطعم اليوم "جائعا" سمكة تُنقذه من جوعِه ليومه، فإن الأحرى بنا تعليمُه على اصطياد السمك ليتفادى بذلك والى الأبد الجوع الذي عانى منه.

14

مدخل الى

العملية التعليمية في الطب

2 مدخل الى العملية التعليمية في الطب

تنقسم العملية التعليمية في الطب بصورة عامة الى خمسة اقسام رئيسية وهي:

- المنهج وتنظيمه وادارته
- التعلّم واساليبه
- أماكن التعلّم والتدريب
- امتحانات الطلبة.
- تقييم العملية التعليمية

2-1 المنهج التعليمي

إن الركن الأساسي في المنهج هو صياغة الاهداف التعليمية العامه للمنهج وما يتبع ذلك من كتابة للاهداف التعليمية الخاصة لكل مكون من مكونات المنهج وجزئياته من المواضيع والمواد الدراسية. وتُصاغ وتُكتب الاهداف التعليمية العامة والخاصة للمنهج إعتماداً واستناداً على أسس عديده أهمها رؤية ورسالة واهداف الكلية.

ويمكن أن يُبنى المنهج التعليمي على أحد الأسس التالية:

2-1-1 المنهج التعليمي المبني على الموضوع:

وهو المنهج الذي يُبنى على المواضيع العلمية المنفصلة والمعروف بإسم (Subject-Based Curriculum) وهو المنهج الذي عادة ما يسمى بالمنهج التقليدي وهو المنهج الشائع والدارج في معظم الكليات الطبية العربية، وغالبا ما تُشكل المواضيع المذكورة في صفحة محتوى وفهرس الكتب الطبية المرجعية المصدر الرئيسي والعمود الفقري لاختيار المواضيع والمواد التي يتألف منها هذا المنهج التعليمي الذي يبنى على أساس الموضوع العلمي.

17

2-1-2 المنهج التكاملي (Integrated Curriculum):

ويعني التكامل بين اجزاء ومكونات المنهج فيما بينها ويمكن اتخاذ اجهزة جسم الانسان او أعضائه محورا لهذا التكامل. والتكامل الافقي هو تكامل المواضيع التي تدرس في المرحلة أو السنة الواحدة مثلا بين المواضيع الطبية الأساسية فيما بينها. ومثال على ذلك التكامل بين التشريح والفسلجة. وأما التكامل العمودي فيمكن أن يكون بين المواضيع الطبية الأساسية والسريرية مثلا بين التشريح والجراحة. ولا يعني التكامل، بشقّية الافقي والعمودي، التنسيق الزمني بين الاقسام فيما يخص مكونات المنهج (أي تدريس موضوع تشريح القلب بالتزامن مع تدريس موضوع فسلجة القلب) وأنما يعني التعاون والتنسيق بين الاقسام لاستحداث مكون جديد بين التخصصات المختلفة ليحل بديلا عن مواضيع تلك الاقسام كل على حدة (Synthesis of Interdisciplinary Subject).

3-1-2 المنهج المبني على مخرجات (نتائج) التعليم

أي (Outcome-Based Curriculum): وهو المنهج الذي يقوم على قاعدة ان عمل الطبيب يتألف من عدة قدرات أهمها ثلاث قدرات اولها هي أداء المهام الطبية وثانيها السلوك الاخلاقي عند أداء هذه المهام وثالث القدرات هي الاحترافية او المهنية في التعامل مع الاخرين. يتيح المنهج المبني على مخرجات الكليات التي تتبناه أن تؤكد على أهمية ملاءمة المنهج الدراسي للنظام الصحي وتقبّل الكلية للمُساءَلة من قبل المؤسسات المعنية (Accountability). ومن أهم مميزات هذا المنهج كذلك هي جاذبيته التى يتمتع بها فعمليات التقييم والمراجعة للمنهاج تكون موجهه مباشرة نحو النتائج أي الطبيب الخريج وأدائه وتعامله السلوكي ومهنيته والتي عادة ما تكون أبسط تكوينا وأسهل إدراكا وأكثر موضوعية وأعلى قابلية للقياس من تلك التي تكون موجهة نحو العملية التعليمية نفسها (Process Versus Outcome). وفي نفس الوقت

فالمنهاج الذي يُبنى على المخرجات يشجع الاساتذة والطلبة على المشاركة وبمسؤولية في عملية التعلّم وتقييم طرق التعلّم وتقييم هيكلية المنهاج.

4-1-2 المنهج التعليمي المتوجه نحو المجتمع

أي مايعرف بـ (Community Oriented Curriculum) وهو المنهاج الذي تتجسد في محتواه مواضيع الرعاية الصحية الاولية وطب الاسرة وبصورة واضحة. وتشكل الاستجابة للاحتياجات الصحية المجتمعية المحور الذي يدور حوله المنهج التعليمي. وتتركز طرق التعلّم وأماكن التدريب على التدريب السريري في مراكز الرعاية الصحية والمستشفيات العامة بدلا عن المستشفيات التخصصية. ويستخدم هذا المنهج لتحقيق اهدافه طرقَ التعلّم الحديثة والملائمه مثل التعلّم القائم على المشكلة والتعلّم القائم على المهام والتعلّم الذاتي والتعلّم القائم على الادلة.

5-1-2 المنهج التعليمي الحلزوني (Spiral Curriculum)

وهو المنهج الذي يولي وعلى وجه الخصوص أهمية فائقة لتنظيم محتويات المنهج وبناء هيكيلية المنهج. وفي هذا المنهج تحذف الحدود وتحذف الموانع بين الاقسام العلمية وبين المواد العلمية ويُنظر الى الاهداف التعليمية على انها المحور لبناء منهج التعلّم. ومن أهم صفات هذا المنهج هي:

أ. إعادة النظر في الموضوع المطلوب تعلّمه ولعدة مرات من قبل الطلبة. ويجوز ان تكون إعادة النظر دراسة الموضوع مرة اخرى او دراسته من منظور اخر غير المنظور السابق مع الاضافة عليه.

ب. زيادة مستوى صعوبة الموضوع عند إعادة النظر وذلك من اجل التوسع والتعمق في الموضوع للوصول الى الاهداف التعليمية المرجوة.

ج. عند تناول موضوع جديد يتعلمه الطلبة يكون التعلّم الجديد ذا صلة وثيقة بما تعلموه سابقا وبسياق تصاعدي نحو الأعلى. فالذي تعلموه عن موضوع معين في الحلقات الحلزونية السابقة يكون على علاقة وثيقة بالذي يتعلموه في الحلقات الحلزونية اللاحقة وهكذا الى ان تكتمل الحلقات وتتحقق الاهداف التعليمية في المنهج الحلزوني.

د. تزداد قابلية الطلبة في مجال المهارات والقابليات تصاعديا عبر حلقات الحلزون.

6-1-2 المنهج الأساسي والوحدات الدراسية الخاصة

أي مايعرف بال: (Core Curriculum and Special Study Modules). ويأتي هذا المنهج إستجابة للمشكلة التي تتفاقم كل يوم الا وهي مشكلة الزيادة الهائلة في المعلومات الطبية واتساع محتوى المواضيع الطبية حيث يؤمّن هذا المنهج الحفاظ على الأساسيات الواجب توفرها بالمنهج ولكن وبنفس الوقت يتيح المجال للطلبة اختيار وحدات دراسية خاصة بهم تؤهلهم لاكتساب معلومات ومهارات عالية المستوى في المجال الذي يختاروه. ويُذكِّرُ التقريرُ الخاص للمجلس الطبي العام البريطاني والمعنون ب"أطباء الغد" والصادر في عام 1993 [2] بالاقتراح بإعتماد مثل هذا المنهج وكذلك اقترح إعتمادَه في الكليات الطبية المجتمعون في اجتماع القمّة العالمي للتعليم الطبي المنعقد في إدنبره عام 1993 [3].

[2] General Medical Council. (1993) *Tomorrow's Doctors.* See: https://goo.gl/o98J3W

[3] World Federation for Medical Education. (1993). World Conference on Medical Education; Edinburgh, 8–12 August 1993. Medical education, 27, (2): 192-193

2-2 التعلّم وأساليبه

ان أهم انواع اساليب التعلّم هي ستة وكما يلي:

1-2-2 التعلّم بواسطة المحاضرة

وهو الأسلوب الشائع في الكثير من كليات الطب. الميزه التي يتحلى بها هذا الأسلوب هي القدره على ايصال المعلومات الى إعداد كبيره من الطلبة. ولكن هذا الأسلوب وبالمقابل يعاني من إخفاقات عديدة؛ منها عدم قدرته لتعليم المهارات والسلوكيات وتبقى قابليته محصوره بايصال المعلومه فقط.

ويخلو أسلوب المحاضرة في التعليم تقريبا من جميع مبادىء التعلّم والتي تشمل على: تحفيز الطلبة للتعلّم ؛ وتنمية العلاقة الاجتماعية والتفاعل بين الطلبة؛ ازالة المعوقات الحسّية وعوامل اللهو ووضوح الرسالة المراد ايصالها؛ملاءمة المعلومات والمهارات و السلوكيات مع ما يحتاجه الطلبة مستقبلا والملائمة للخبرة التي يملكها الطلبة مسبقا ؛ تقديم المعلومة او المهارة بطريقة تركيبية لتحفيز الذاكرة؛ اتباع أسلوب التعلّم الفعّال مثلا: استخدام أسلوب المناقشة و استخدام التمارين التعليمية واستخدام أسلوب التعلّم الذاتي؛ إعتماد التغذية الراجعة كأسلوب من اساليب التعلّم؛ان تكون سرعة تقديم المعلومة او المهارة مناسبة و موازية لسرعة تعلّم الطلبة.

2-2-2 التعلّم الذاتي

وهو التعلّم الذي يتمحور حول الطالب. وتدل نتائج التجارب العشوائية في التعليم الطبي على ان الطالب الذي يُعطى مسؤولية تعليم

نفسه بنفسه يحصل على علامات في الامتحانات أعلى بكثير من زميله الطالب الذي يتعلم بأسلوب المحاضرات.

ويعتمد نجاح التعلّم الذاتي على وضع خطة واضحة للطالب لاتباعها والتدريب المستمر عليها حتى يتمكن من إتقان التعلّم الذاتي الذي سوف يحتاجه ايضا في دراسته العليا في المستقبل ويحتاجه ايضا على مدى حياته المهنية.

3-2-2 التعلّم القائم على المشكلة

يعتبر أسلوب التعلّم القائم على المشكلة أهم تطور حصل في التعليم الطبي خلال النصف الثاني من القرن العشرين. يمكن استخدام هذا الأسلوب كطريقة تعلّم مع أسلوب آخر او مجموعة اساليب اخرى. المبدأ الأساسي الذي يقوم عليه أسلوب المشكلة هو التعلّم الفعّال القائم على أساس مشكلة او معضلة سريرية او مجتمعية او علمية. والبداية دائما تكون بالمشكلة التي يتحفز المشاكون لحلها. ويكون لدى الطالب حافزين او هدفين اثنين؛ اولهما حل المشكلة وثانيهما التعلّم الذي يشمل العلوم الطبية الأساسية والعلوم السريرية من خلال السعي للحل.

وفوائد أسلوب التعلّم القائم على المشكلة كثيرة؛ أهمها: التشجيع على التعلّم العميق وعلى التعلّم الذاتي؛ ويساهم في تخطيط المنهاج التعليمي عبر التعرف على المعلومات والمهارات والسلوكيات المطلوبة أساسا فى المنهاج. ويعتبر علماء التعليم الطبي المؤسسين لهذا الأسلوب أنه يتعدى كونه مجرد "طريقة تعلّم" الى أعتباره منهجاً قائماً بذاته ويتطلب تنظيم كامل للمنهج يتمركز على المشاكل وكما سيتم شرحه لاحقاً.

4-2-2 التعلّم القائم على المهام:

وهو ما يعرف ب (Task Based Learning). في هذا النوع يُبنى التعلّم على محور المهمة حيث يحصل التعلّم عند معرفة المفاهيم والآلية التي تقوم عليها المهمة المطلوب أداءها. مثلا إذا كانت المهمة المطلوب اداؤها هي فحص مريض يشكو من اعتلال في القلب؛ فيتعلم الطالب من خلال ممارسته لهذه المهمة التشريح الطبيعي للقلب وفسلجته والسلوك المهني للمحادثة مع مريض القلب وخطوات الوقاية من الامراض القلبية ومحتويات التشريح الباثولوجي لتصلب الشرايين والفحوصات المختبرية لانزيمات القلب وتخطيط القلب وخطة العناية بالمريض وخطة العناية عند حصول صدمة قلبية.

وتوجد أوجه تشابه كثيرة بين التعلّم القائم على المهمة وذلك القائم على المشكلة ولكن الفرق بينهما واضح؛ فبينما يعتمد الاول على مهمة على الطبيب أداءها وبصورة حقيقية واقعية مثل مهمة قياس ضغط المريض او رعاية مريض يشكو من اعتلال في قلبه كما في المثال السابق؛ واما التعلّم القائم على المشكلة فيكون معتمدا في البداية وفي معظم الاحيان على المحاكاة للمشكلة المعروضة (ورقيا) على مجموعة من الطلبة لتتبعها نشاطات أخرى تتعلق بالمشكلة لإكتساب وتطبيق المعلومات والمهارات ذات العلاقة بالمشكلة.

5-2-2 التعلّم بمساعدة الحاسوب

يتمتع التعلّم الطبي بمساعدة الحاسوب ووسائل الاتصال الحديثة عادة بكونه فعّال من حيث التكلفة وكذلك يؤمن التعاون المشترك فيما بين كليات الطب بصورة أسرع وأجدى. ويؤمن هذا السلوب بالتعلّم التواصل فيما بين الطلبة أنفسهم وبينهم وبين الاساتذة بصورة واضحة متخطين بذلك الحواجز المكانية والزمانية. ويمكن للطالب ان يتعلم منفردا

او من داخل مجموعة باستخدام الحاسوب. ويمكنه كذلك التعلّم بالمناقشة مع اقرانه باستخدام مؤتمرات الفيديو واستعراض ومناقشة خطوات اجراء عملية جراحية او تداخل طبي. ويستطيع الطالب التواصل مع الاختصاصيين والاستشاريين المحليين والدوليين وفي اي موضوع من المواضيع بواسطة تقنيات الاتصال الحديثة.

6-2-2 التعلّم بواسطة المحاكاة

وتتم عملية التعلّم بواسطة المحاكاة عن طريق استخدام مريض المحاكاة او عن طريق اجهزة التدريس والتعلّم حيث يستطيع طالب الطب تعويض العجز الحاصل من قلة عدد المرضى المتاحين للفحص من قبل طلبة الطب وكذلك تجاوز المشاكل المتعلقة بتواجد الاستاذ والمريض والطالب معاً في وقت واحد ومكان معيّن.

ومن أشهر اجهزة التدريس والتي اشتهرت عالمياً هو "مريض القلب هارفي"[4] وهو جهاز يحاكي 27 حالة قلبية مرضية. فالجهاز مبرمج لاستعراض العلامات المرضية وبالتفصيل الدقيق لكل حالة من هذه الحالات المرضية ويستجيب الجهاز لما يطلبه منه الطالب اثناء المحاكاة.

واشتهر كذلك جهاز المحاكاة "Golem" الذي يحاكي الوظائف الطبيعية في جسم الانسان ليساعد الطالب تعلّم المؤشرات الطبيعية ومقارنة ذلك بما يحصل لهذه المؤشرات عند اعتلال الوظيفة الفسلجية الطبيعية.[5]

---

[4] Scalese, R (2016) Next Generation Harvey® The Cardiopulmonary Patient Simulator at IMSH. See: https://www.youtube.com/watch?v=H17dOvn-MJM
[5] Privitzer, P et al (Undated) Simulation Applications in Medical Education. Available: http://patf-biokyb.lf1.cuni.cz/wiki/_media/simulationapplicationsinmedicaleducation.pdf

3-2 أماكن التعلّم والتدريب

تكون الأماكن التي يتعلم ويتدرب فيها طلبة الطب عليها متوفرة بإعداد كافية تناسب عدد الطلبة وتكون على شكل قاعات دراسية وقاعات للمناقشة وقاعات للورشات الدراسية ومختبرات تعليمية ومراكز صحية ومستشفى تعليمي على ان تكون على بعد مناسب من بعضها البعض وعن سكن الطلبة. ومكتبة تضم الكتب المرجعية والحديثة ومجلات طبية واجهزة حاسوب مع طابعة استنساخ وخدمة النت. توفير ما يسمى "مختبر المهارات" أصبح من الضروريات في كل كلية للطب ليتعلم الطالب فيها على المهارات السريرية.

4-2 امتحانات الطلبة

تبرز امتحانات الطلبة في أعلى قائمة عمليات التقييم التي على الكلية القيام بها في مجال تقييم برامجها ومناهجها وبصورة عامة ويمكن ان تكون امتحانات الطلبة كتابية وبأنواع مختلفة منها المقالية والمقالية القصيرة والاسئلة متعددة الاختيار؛ ويمكن ان تكون شفهية؛ او عملية؛ وسريرية؛ وللاخيرة انواع منها الحالة السريرية القصيرة والطويلة والامتحانات السريرية الموضوعية (OSCE).

اما الصفات التي يجب ان تتوفر في عمليات تقييم الطلبة وامتحاناتهم فهي كثيرة وأهمها: الموضوعية والصلاحية والمصداقية.

1-4-2 الموضوعية (Objectivity)

نقول ان الامتحان موضوعي عندما تختفي منه العوامل والميول الشخصية للممتحن (الاستاذ). والعوامل والميول الشخصية هي العوامل الذاتية؛ والذاتية عكس الموضوعية. وأحسن مثال للامتحان الموضوعي هو الامتحان متعدد الاختيار ففي معظم الاحيان (عندما يكون قد تم تحضيره

تحضيرا جيدا وتوقيت اجراءه مناسبا) تقرب درجة موضوعيته درجة الكمال (100%).

2-4-2 الصلاحية (Validity, Accuracy)

يكون الامتحان صالحاً عندما يقيس فعلا ماهو مطلوب منه قياسه. فمثلا الامتحان الخاص بتشخيص ووضع خطة علاج لمريض مصاب بفشل القلب يكون "صالحا" عندما يقيس فعلياً وسريرياً قابلية الطالب بتشخيص نوعية فشل القلب واقتراح الخطة العلاجية. ولا يكون الامتحان صالحاً إذا كان السؤال تحريريا بشكل: "ما هي اعراض وعلامات وعلاج مرض فشل القلب".

وتعطي الامتحانات ذات الصلاحية الجيدة الضمانة لتكون اساليب التعلّم وأماكنه صالحة هي الاخرى؛ ففي المثال السابق على أسلوب التعلّم ومكانه ومن باب أوْلى ان يكون صالحاً اي يكون التعلّم سريرياً وفي المستشفى بجانب المريض الذي يعاني من فشل القلب وليس عن طريق المحاضرة.

3-4-2 المصداقية (Reliability, Repeatability, Percision, Reproducibility)

عندما تكون نتائج الامتحان وعند تكراره على نفس الطالب متسقة ومتطابقة مع بعضها البعض نقول ان الامتحان يتمتع بمصداقية عالية. وكذلك تكون نتائج الامتحان مصداقة أو وثيقة عندما تكون درجات (علامات) الطلبة قريبة من بعضها البعض ويكون تشتت الدرجات حول وسطها الحسابي قليل.

تؤثر الصلاحية تأثيراً كبيراً في المصداقية ولكن العكس ليس صحيح دائما. فعندما يكون الامتحان صالحاً عادة مايكون مصداقاً؛ ولكن عندما تكون الصلاحية واطئة يُصبح الامتحان غير جيد حتى وإن كانت درجة مصداقيته عالية. فعلى سبيل المثال: امتحان حول الشرايين التي تغذي الاطراف السفلية من جسم الانسان ولكن الاسئلة كانت تدور حول الشرايين التي تغذي الرأس والدماغ "صلاحية واطئة" وكانت النتائج تشير الى أن علامات الطلبة متقاربة مع بعضها البعض وأنها جميعا كانت واطئة جدا "مصداقية عالية". فهذا الامتحان غير جيد لان صلاحيته واطئة حتى ولو كانت مصداقيته عالية. ومثال على ذلك من الحياة العامة: شاهدان اثنان اتفقا فيما بينهما على ان يشهدا زوراً وبطلاناً على ان المتهم مذنب وهو في الحقيقة برىء. فشهادة الشاهدين ذات مصداقية عالية (صدّق أحدهما قول الاخر) ولكنها غير صالحة لانها بعيده عن الحقيقة. وبالتالي فشهادة الشاهدين باطلة لانها غير صالحة حتى ولو انها تتمتع بمصداقية عالية.

5-2 تقييم العملية التعليمية

وإضافة لتقييم الطلبة فان على الكلية وضع خطط وبرامج ثابتة لمراقبة ومتابعة وتقييم العملية التعليمية الجارية. وتنفذ هذه الخطط والبرامج بصورة دورية منتظمة وكجزء هام من أجزاء المنهج. ويتيح هذا التقييم بصورة مبدئية تحديد سير تطبيق المنهج فيما إذا كان يحقق الأهداف المتوخاة من تطبيقه وأهمها مدى تحقيق الطلبة لأهداف التعليم الموصوفة وكذلك اكتشاف الانحرافات ونقاط الضعف في التطبيق.

ويتم وفق برامج التقييم هذه استخدام نتائجه لغرض تعديل المسارات وتقليل أثر نقاط الضعف والوصول بالمنهج الى تحقيق أهدافه وأهمها إكتساب الطالب وقت تخرجه للقدرات الموصوفة في وثيقة المخرجات المعتمدة. ويشمل التحسين المستمر للجودة كافة اقسام ومنتسبي الكلية.

ـ إعداد أطباء الغد في العراق ـ

تطور الطب الحديث
وتعليمه في العراق

3 تطور الطب الحديث وتعليمه في العراق

يُعدُّ تعليم صناعة الطب من أقدم الممارسات المهنية في العراق منذ بزوغ شمس التاريخ في بلاد الرافدين في الالفية الرابعة قبل الميلاد واختراع الكتابة والتدوين. وتُبيّن الرُقم الطينية التي تمت ترجمتُها من مخزون الرُقم الموجودة في المتحف البريطاني، بروز مهنة الطب وتميُّز الأطباء بين طبقات المجتمع مما توجب ضبط جودة خدمات الطبيب بمواد واضحة في احكام شريعة حمورابي وتنويه قوانين هذه الشريعة على ضرورة ضبط جودة ممارسة الطبيب وكذلك ضرورة تهيئته للممارسة الطبية المستقلة[6, 7]. كما كان لتعليم الطب الدور البارز في العصر الاسلامي حيث اختصت كتبٌ عديدة بشرح الطرق والاساليب الواجب استخدامها في تعليم وتدريب الدارس حتى وصوله الى المستوى اللازم في أدائه الطبي لكي يُمنح الاجازة بالممارسة وبعد التحقق من وصول المتدرب الى مستوى مقبول من القدرة على الأداء المستقل او كما نسميه في الوقت الحاضر بقدرات الخريج او مخرجات التعليم الطبي. وقد تم وصف ذلك بإسهاب في كتاب ابن رضوان المصري في القرن الميلادي العاشر[8] حيث يخاطب الدارس المتعلّم في الصفحة 102 من الكتاب بقوله "بينك وبين نفسك لا تترك موضوعا قبل ان تكونَ قد تمكنتَ منه واستعرضته بعقلانية فإذا وجدت نفسك شاكاً فيه عُد وتعمّق فيه حتى تتكشف لك حقيقته المفهومة وتتركك أيُّ شكوك أخرى".

---

[6] Halwani, T. and Takrouri, M. (2006). Medical laws and ethics of Babylon as read in Hammurabi's code (History). *The Internet Journal of Law, Healthcare and Ethics, Volume 4 Number 2.*

[7] *Violato, C. (2016) 'A Brief History of the Regulation of Medical Practice: 'Hammurabi to the National Board of Medical Examiners', Journal of Science and Medicine, 2(1), pp. 122–129.*

[8] *Al Masri, Ibn Radhwan. (1986) Al Kitab Al Nafe'a Fee Kayfeyat Ta'aleem Sina'at Al Tib, Kamal Al Samarrai (Ed.). Baghdad University Press.*

تأسست أول كلية للطب الحديث المبني على العلم الحديث في العراق وباستخدام الطرق العلمية في التدريس في بغداد عام 1927[9] وجرى وقت تأسيس الكلية الطبية الملكية العراقية في بغداد، والتي كانت تابعة وقتها لجامعة آل البيت، انها قد تبنت المنهج المبني على العلوم المنفصلة تطبيقا للتطوير الحديث الذي جرى عام 1910 لمناهج الطب في اميركا الشمالية وانتشر الى اوربا وبقية العالم[10]. وجرى التأسيس على ايدي عدد من الأطباء البريطانيين والعراقيين وعلى رأسهم البريطاني الدكتور هاري سندرسن العميد المؤسس للكلية حيث اعتمدت الكلية على "مناهج إدنبره" وهي من أعرق الجامعات البريطانية وكما أوردت خبر تأسيس الكلية ووصفتها المجلة الطبية البريطانية عام 1928.[11] اتسمت هذه المناهج بإعتماد الأسلوب التدريسي المستخدم ذلك الوقت في كافة انحاء الامبراطورية البريطانية ويتبع الطرق والاساليب البريطانية في التعليم المستندة على المواد العلمية والتخصصات الطبية المنفصلة وكانت مدة الدراسة في الكلية تمتد لخمس سنوات زيدت فيما بعد الى ست سنوات[12].

استمر العمل وفق أسس النموذج المنهجي ذاته والمبني على المواد العلمية المنفصلة عند تأسيس الكليات الاخرى في العراق بعد ذلك وبتخطيط ومساندة في التدريس من منتسبي كلية الطب الام في بغداد. وكان هذا النموذج المعتمد وحتى وقت قريب هو المستخدم في كافة كليات الطب العراقية والتي تأسست بدءاً بالعام 1959 بتأسيس ثاني كلية وهي كلية طب الموصل. ومما لا شك فيه فان المنهج المذكور قد تم تعزيزُه عبر

---

[9] *Khonda, Sarmad and Al Yassin, Dhafir (2007). Kulleyat Tib Baghdad Fee Thamaniyat Okoud. Baghdad University Press.*
[10] *Flexner, A. (1910) 'Medical Education in the United States and Canada Bulletin Number Four-The Flexner Report, Carnegie Bulletin, p.364*
[11] British Medical Journal (1928). Iraq College of Medicine.*BMJ, 3501, 11 February: 229-230.*
[12] *Jawad, A. S. (2013) 'Sir Harry C Sinderson Pasha (1891-1974): Physician, medical educator and royal confidant', Journal of the Royal College of Physicians of Edinburgh, 43(1), pp. 82–87.*

السنين بالعديد من الاضافات والتطوير وفق المستجدات الكثيرة في المعلومات والمهارات والممارسة الطبية والعلاج. ولكن لا يخفى كذلك على الجميع انه تم الابقاء على الأسس المبني عليها المنهج حيث كانت وحتى منتصف الستينات تقسم السنوات الدراسية الست الى اربعة اجزاء رئيسية. خصص الجزء الأول منها لتدريس العلوم الطبيعية قبل الطبية في السنة الاولى "التحضيرية" وتشمل مواد علوم الفيزياء والاحياء والكيمياء. وفي الجزء الثاني والذي يستمر خلال السنتين الثانية والثالثة فهو جزء مخصص للعلوم الطبية الأساسية وهي التشريح البشري والانسجة والاجنة والفسلجة الطبية والكيمياء الحياتية بينما كان الجزء الثالث مخصصا في السنة الرابعة لدراسة العلوم الطبية قبل السريرية او ما تسمى بالعلوم الطبية حول السريرية وتشمل الاحياء المجهرية (الجراثيم والطفيليات والفايروسات والمناعة) وعلم الامراض وعلم الادوية ومادة الصحة العامة ومادة الطب العدلي. وكانت هذه السنة تضم ايضا مقدمة في العلوم السريرية تشمل اخذ التاريخ المرضي ومبادئ الفحص السريري. اما الجزء الرابع فهو المخصص للتدريب السريري الذي كان يدرس في السنتين الخامسة والسادسة فقط وكما وصفه عام 1961 الدكتور ويلسن والدكتور ماكدونالد من كلية الطب بالجامعة الاميركية في بيروت في مقال توثيقي مهم نُشر عام 1961[13].

عقدت منظمة الصحة العالمية المؤتمر الاقليمي الاول للتعليم الطبي لإقليم شرق المتوسط عام 1962 في طهران[14] وأعقبه المؤتمر الثاني عام 1970 في طهران كذلك[15] وتم خلالهما بحث تطوير المناهج في دول

---

[13] Wilson, J.L and McDonald, J. J. (1961) 'Medical Education in the Arab Middle East.', *Journal of Medical Education*, 36, pp. 1177–1199.

[14] WHO (1964) *First Regional Medical Education Conference Tehran 1962: Regional Committee for the Eastern Mediterranean, Agenda item 10*

[15] WHO (1971) *Second conference on medical education in the eastern mediterranean region, Teheran. 12 - 19 December 1970*. Alexandria: WHO/EMRO.

الإقليم بناءا على التطورات والتجديد في التعليم الطبي. وكانت تطوراتٌ مهمة قد سبقت المؤتمر الاول وجرت في الولايات المتحدة في اواسط الخمسينات ودعت الى التقارب بين العلوم الطبية الأساسية والتخصصات الطبية السريرية والغاء التكرار في المعلومات التي تُعطى للطالب والدعوة الى مشاركة اساتذة من مختلف الفروع لتخطيط وتدريس مشترك بينهم يُتيح توقيتات متوافقة تؤدي فهماً أكبر للمادة لدى الطالب. ويمثل ذلك التطور أول دعوة لعملية تكامل للتدريسات وبصيغته الاولية وكما تم تطبيقه لأول مرة في كلية طب جامعة "كيس ويسترن ريزيرف" في كليفلاند بولاية أوهايو الاميركية أواسط الخمسينات[16].

وفي العام 1967 وتطبيقا لتوصيات المؤتمر الاول المذكور وما تبعه من مناقشات وورش وتوصيات، تم في كلية طب الموصل تطبيق أول تطوير منهجي ومؤسساتي في العراق وكان يهدف الى تعديل التوازن المختل لصالح العلوم التي تسبق التدريب السريري على حساب هذا التدريب. وكان الغرض اعطاء التدريب السريري متسعاً أطول من دراسة الطالب ومعززاً بالتركيز على الجوانب الاجتماعية للمرض. ونتيجة لذلك التغيير، تم تقليص العلوم الطبيعية في الصف الاول وحصرها على تدريس ما له علاقة بالطب وتقليص مدة دراستها الى الفصل الاول من السنة الاولى. كما تم وفق ذلك بدء تدريس العلوم الطبية الأساسية في الفصل الثاني للصف الاول والانتهاء من مواد التشريح والفسلجة والكيمياء الحياتية بنهاية الصف الثاني بعد ان كانت تعتبر دروس غير مكتملة في السنة الثانية (درجة النجاح 40%) وامتداد تدريسها حتى نهاية السنة الثالثة (درجة النجاح 60%). كما تم تخصيص السنة الثالثة بعد التغيير لتدريس العلوم ما قبل او حول السريرية مع مقدمة مبكرة للتخصصات السريرية وبذلك

---

[16] Paterson JW (1956) 'Western Reserve inter-departmental and departmental teaching of medicine and biological sciences in four years.', *Journal of Medical Education*, 31, p. 521–529.

سنحت الفرصة لتمديد فترة التدريس والتدريب الفعلي في التخصصات السريرية ليشمل طيلة السنوات الثلاث الاخيرة من الدراسة (السنوات 4-6) بعد ان كان مقتصرا على السنتين الأخيرتين فقط. انظر الجدول رقم 1 ادناه والذي يعتمد على ما ثُبت من مناهج لكليتي الطب في العراق (بغداد والموصل) كما كانت سنة 1961 وبناءا على ماذكر في مقال ويلسن وماكدونالد[17].

الجدول رقم 1: تطوير مناهج كليات الطب العراقية عام 1967 Alsheikh and Alkharaly 2017

السنة	قبل 1967	بعد 1967
الأولى	العلوم الطبيعية (الأحياء والفيزياء والكيمياء العامة العضوية واللاعضوية)	ماله علاقة بالطب من العلوم الطبيعية (ف1) والتشريح والفسلجة والكيمياء الحياتية (ف2)
الثانية	التشريح والأنسجة والأجنة والفسلجة والكيمياء الحياتية (دروس غير مكتملة)	التشريح والأنسجة والأجنة والفسلجة والكيمياء الحياتية (دروس مكتملة)
الثالثة	التشريح والفسلجة والكيمياء الحياتية (دروس مكتملة)	الأمراض والأحياء المجهرية والأدوية (دروس مكتمله) ومقدمة التخصصات السريرية
الرابعة	الأمراض والأحياء المجهرية والأدوية والصحة العامة والطب العدلي ومقدمة التخصصات السريرية	التخصصات السريرية الأساسية: الطب (وبضمنه الأطفال) والجراحة والنسائية والصحة العامة والطب العدلي
الخامسة	التخصصات السريرية الأساسية والفرعية والتوليد	التخصصات السريرية الفرعية والتوليد
السادسة	التخصصات السريرية (ستاجير)	التخصصات السريرية (ستاجير)

يُعتبر هذا التغيير في توقيت تدريس العلوم حول السريرية من السنة الرابعة الى الثالثة والانتهاء من تدريس العلوم الطبية الأساسية بنهاية السنة الثانية بدلا من امتدادها حتى السنة الثالثة، خطوةً مهمة في سبيل الاقتراب أكثر باتجاه تحقيق أكفأ للهدف الرئيسي من الدراسة الطبية وهو تخريج أطباء لهم مستوى من الكفاءات السريرية والمهنية للبدء بالممارسة السريرية كمقيمين حال تخرجهم. ومن المؤكد ان زيادة سنوات التدريب السريري الى أكثر من ثلاث سنوات وتقليص الحشو والتكرار في العلوم الطبية الأساسية يساعد على تحقيق ذلك الهدف ولو بدرجات متفاوتة من الكفاءة[18].

---

[17] Wilson, J.L and McDonald, J. J. (1961) 'Medical Education in the Arab Middle East.', *Journal of Medical Education*, 36, pp. 1177–1199.
[18] WHO (1964) *First Regional Medical Education Conference Tehran 1962: Regional Committee for the Eastern Mediterranean, Agenda item 10*

ورافق ذلك التطوير المخطط والممنهج، تجارب تدعو الى التداخل والتكامل (Integration) بين العلوم الطبية الأساسية والتخصصات السريرية ونتيجة لتلك الدعوات ووسط تشكيك ومقاومة من بعض الاساتذة، جرت تطبيقات غير مُمنهجة بقيام عدد محدود من منتسبي الفروع السريرية بالمشاركة في تدريس العلوم الطبية الأساسية وخصوصا في التشريح والفسلجة والامراض والادوية ولاقت تلك التطبيقات على بساطة تخطيطها ترحاباً منقطع النظير من قبل الطلبة وتركت فيهم أثراً لا يُنسى. وعلى أهمية ذلك التطور غير المسبوق في المنهج، لم يصاحب تلك التجربة في التكامل اي اجراءات مخططة وممنهجة ومنظوماتية (systematic) وأهمها عدم ادخال تلك التدريسات السريرية كجزء أساسي موثق من المادة المطلوبة من الطالب في امتحاناته، رغم محاولات فردية، مما أدى بالتجربة الى الانحسار والتلاشي لأنها كانت مبنية على مبادرات واهتمامات شخصية تعتمد على الرغبة والزمالة وحسن النية ولم يرافقها لا تخطيط ولا تقييم للتجربة فولدت ميتة. والأهم في تلك التجربة انها كانت تمثل تطوير جزء واحد من الاجزاء العديدة لمنظومة متكاملة وهي المنهج وكما معروف فإن تغيير جزء او أجزاء محددة من منظومة المنهج أيّ كان نوعه، يؤدي الى رفض هذه المنظومة للجزء الطارئ مهما كان مفيداً ولأسباب ترقيعية تنافسية تؤدي الى تضاربها تنتج عنها مردودات ضارة في أحسن الأحوال وتكون غير محدودة التأثير سلبا على مخرجات المنهج. وكان من ابرز تلك المردودات السلبية، على سبيل المثال، اعتبرَ الطلبةُ المادةَ التي يُدرسها الاستاذ السريري بمثابة مادة مضافة وكانت قليلاً ما يُمتَحن فيها الطالب وخصوصا في الامتحانات النظرية وهي التي كان لها النصيب الاكبر من الدرجة الكلية وقد تسبب ذلك بتقليل أهمية الجانب السريري لدى الطالب رغم لذته به ووووصوله الى قناعة في اعتقاده بأن الوقت الذي يقضيه في دراستها كان الأولَى به أن يقضيه في حفظ كم أكبر من المادة

النظرية الأساسية في المحاضرات حيث يكون هم الطالب الأول ليس التعلّم بل النجاح في الامتحانات.

كما حدث لأول مرة في تلك الفترة استخدام الاسئلة الموضوعية ذات الخيارات المتعددة (MCQs) وبصورة انتقائية من قبل الاساتذة العائدين من تخصصهم في الولايات المتحدة على وجه الخصوص وعقد بعض الأساتذة جلسات سيمنار ومناقشة تدور حول مواضيع سريرية. وعلى الرغم من الأهمية القصوى لتلك الموجة من التطوير والتي قادها اوائل الستينات كل من الدكتور داود سلمان على الذي شارك بأعمال مؤتمر طهران وأجرى التغييرات في طب الموصل كل من العميد الدكتور طارق ابراهيم حمدي ومعه الدكتور خليل الشابندر والدكتور عز الدين شكارة وخصوصا بأعقاب توصيات مؤتمر طهران 1962، الا انه لم يستمر التطبيق لأنه لم يكن سوى افكار منفردة وغير منضوية ضمن المنهج كمنظومة واحدة لا تتجزأ (Curriculum as a system). وبذلك لم يتعدَّ مدى التطبيق أكثر من اضافات غير موثقة لمحتوى المنهج زال بزوال تلك الممارسات التدريسية الشخصيةِ الابعاد.

وجرت في السبعينات محاولاتٌ عديدة لتطوير المنهج في كلية طب البصرة نتج عنها فصل مادة طب الاطفال عن فرع الطب الباطني لأول مرة في العراق واضافة ابعاد مجتمعية للمنهج بإدخال ممارسات تدريبية ميدانية مبتكرة.[19] وتُعطي هذه الممارسة للطالب دورا ايجابيا في حقل مادة الصحة العامة اواسط السبعينات والتي انتشرت ممارستها الى كليات طب الموصل والعلوم والتكنولوجيا في الاردن وغيرها كما تم تطبيق الامتحانات السريرية الموضوعية (Objective Structured Clinical Examination- OSCE) في مادة طب الاطفال في البصرة ولأول مرة في العراق وصاحَبَ ذلك

---

[19] Alkafajei, AM, Antony, R, Joseph, G. (1984) 'Undergraduate medical education and primary care'. Saudi Medical Journal, 5, pp. 152-158.

تنظيمُ دورات في التعليم الطبي حضرها اساتذة من كليات الطب العراقية وقاد تلك الجهود الدكتور احمد الخفاجي[20].

ولكن يمكننا القول بانه لم يحصل تغيير او تطوير ممنهج ومنظوماتي شامل للمنهج بما في ذلك طرق التدريس وطرق التعلّم والامتحانات باستثناء التجربة التي خاضتها كلية طب جامعة تكريت منذ تأسيسها في 1988 والى حد ما التغيير الى المنهج الفصلي والمقررات الذي تبنته كلية طب جامعة النهرين (كلية صدام الطبية وقتها) عام 1987. ومضت جميع كليات الطب الاخرى باتباع المنهج المقرر من الوزارة والذي تبناه مؤتمر التعليم العالي الذي انعقد صيف عام 1987 وهو المعروف باسم "المنهج الموحد لكليات الطب العراقية" وهو منهج الكليات القائمة ذلك الوقت وكان عددُها ست كليات (اضافة الى كلية صدام الطبية وكلية طب تكريت) وهي كليات الطب في جامعات بغداد والموصل والبصرة وصلاح الدين (في أربيل بعد إعادة نقل وتسمية كلية طب السليمانية) وكلية الطب في الجامعة المستنصرية وفرعها في الكوفة (قبل تأسيس جامعة الكوفة)[21]. تتسم هذه المناهج الموحدة بالتمركز على المواضيع المنفصلة وعلى التعليم المستند على التدريس بالإعتماد على الاستاذ ومعاملة الطالب كمتلقي سلبي غير مشارك بصورة فعّالة. ويتم وفق هذا المنهج، تدريس تخصص كل فرع علمي بصورة منفصلة وشبه منقطعة عن التخصصات الاخرى سواءً كانت في السنة ذاتِها او في السنوات السابقة او اللاحقة. وبالنسبة لتهيئة الطالب فان ذلك كان يجري بشكل لا يجاري ما هو مطلوب منه أداءه بعد التخرج من مهمات وقدرات ومهارات وتصرفات مهنية كثيرة وأكثرها لا يدخل ضمن ما مطلوب منه في الامتحانات. وأولى

---

[20] Alkafajei AM, Antony R, Joseph, G. (1983) 'The Way We Teach Community Medicine to Final Year Medical Students.', *Medical Teacher*, 5(4), pp. 137–43.
[21] Khonda, S. and AlYassin, Dh. *(2007). Baghdad College of Medicine in Eight Decades. (In Arabic language). Baghdad: Baghdad University Press.*

هذه المهمات المطلوبة من الخريج والتي لم يتدرب عليها هو قيامه بدمج كل ما درسَه من علوم وتخصصات منفصلة واستعمالها مندمجة مع بعضها بهدف التعامل مع المريض والصحة والمرض. وهذا مجرد افتراض بوجود هكذا قدرة لدى الطالب دون اي دليل او واقع. وكان المنهج الموحد كذلك يركز في تقييمه للطلبة (الامتحانات) على المعلومات وبنسب من الدرجات أكثر من الدرجات المخصصة لتقييم المهارات والمواقف والتصرفات وكانت هذه الامتحانات ايضا تبتعد عن الموضوعية (Objectivity) والعدالة بين اجزاء المواضيع من جهة وبين الطلبة فيما بينهم من جهة اخرى. ومن خلال اسئلة مفتوحة تغطي اجزاء محدودة مختارة من المنهج السنوي (تتراوح بين أربعة او خمسة أسئلة) فيخمن الطلبة سنة بعد سنة اي جزء من المنهج يفضّلُه الاستاذ الفلاني فيركزوا جهدَهم عليه ويهملوا الاجزاء الأخرى. وحيث انه لا توجد في هذا المنهج اهداف تعليمية مفصلة وموصوفة تعتمد عليه الامتحانات لفحص مدى تحقق تلك الاهداف لدى الطالب فإن هذه الامتحانات تفحص في أكثر الأحوال ما يمكن للطالب حفظه من المحاضرات والمصادر الأخرى.

دائما ما يتساءل البعض كيف نفسر ان العراق قد شهد تخريج أطباء درسوا وفق هذه المناهج (الموحدة) طيلة عقود طويلة وتميّزوا في مستوى ادائهم وبشهادة المؤسسات الطبية العالمية؟ وهنا لايجوز أن ننسى تساؤلات المتسائل نفسه عن سبب تدني مستوى أداء الخريجين الذي يراه يتدنى سنة بعد سنة ولماذا يحصل ذلك. غالبا ما يُلقى بالذنب على الطالب ومدى جديته ومستوى ادائه الدراسي ومستوى تعليمه الأساسي قبل الكلية. الحقيقة ان مثل هذه التساؤلات بدأت بالانتشار في الوسط الطبي مع عقد الثمانينات ونهاياته فصاعدا وحتى الان. فما التفسير لذلك؟ ببساطة ورغم ان الاجابة على هذه التساؤلات تتشعب وتتعدد اسبابُها وهي كثيرة ومعقدة، فان أهم الاسباب تكمن في حقيقة ان الممارسة الطبية والمعلومات والتقنيات قد تطورت منذ الخمسينات

والستينات الى الان بشكل انفجاري فمن غير المعقول ان تخرج كلية طب طبيبا يُدرّس ويُعّد لممارسة تلك الممارسة المتطورة، باستخدام طرق في التعليم والتقييم ومنهج غير مصاحب لذلك التطور الهائل في الممارسة[22]. كذلك فإن أحد أهم الاجابات على هذه التساؤلات تكمن في ان المتخرج يمر بخيارات صعبة في بداية حياته المهنية، ومع مرور الزمن، يبني مهاراته بطريقة التجربة واكتشاف الخطأ والصواب مع كل ما يصاحب ذلك من اضرار وعدم فعّالية في الخدمات والرعاية الصحية.

لابد لنا هنا من التذكير ببحث أُجريَ في الثمانينات في كلية طب البصرة وتضمن تقييم شامل لأداء الأطباء حديثي التخرج من جميع كليات الطب العراقية القائمة آنذاك في عام 1981 وهي كليات طب بغداد والموصل والبصرة والمستنصرية (كانت عينة الدراسة تمثل 55% من مجموع خريجي تلك السنة) وقد نُشرت الدراسة في بريطانيا عام 1983. اعتمد في هذا البحث استخدام أداتين لقياس كفاءة الأداء وتضمنت الاداة الاولى اجراء اختبار تحريري موضوعي للأطباء المقيمين لتقييم قدراتهم في التعامل مع سيناريو لخمسين حالة سريرية بمحاكاة العناية بالمريض لحالات شائعة (Simulated Patient Management Problems PMP) قام بصياغتها اساتذة في التخصصات السريرية الرئيسية الأربعة (الطب الباطني والجراحة والنسائية والتوليد وطب الأطفال). وتضمنت الاداة الثانية تقييم الأطباء الاختصاصيين لقدرات الأطباء المقيمين العاملين في ردهاتهم وتحت اشرافهم (وهم الأطباء المقيمون الخاضعون للأداة الاولى ذاتهم) ووفق استبيان مُعد لتقييم ادائهم اليومي في العمل والتعامل مع المرضى من خلال تلك القدرات التي حصلوا عليها من الدراسة في الكلية[23].

---

[22] Cooke,M, Irby, DM, O'Brien, BC. (2010) *Educating Physicians: A Call for Reform of Medical School and Residency.* San Francisco, CA: Jossey-Bass.
[23] Al-Chalabi,TS, Al-Na'ama, MR, Al-Thamery,DM, Alkafaje, AMB, Mustafa, GY, Joseph, G, aAnd Sugathan, TN. (1983) 'Critical performance analysis of

بينت الدراسة المذكورة ان نسبة قليلة جدا من الأطباء المقيمين (خريجي كليات الطب العراقية) حصلوا على الحد الادنى للنجاح في الكفاءة المطلوبة للتعامل مع الحالات المرضية الشائعة وفق الاختبار التحريري (الأداة الاولى الموضوعية) وعلى نطاق خريجي جميع الكليات على حد سواء، بينما حصل ثلثا الأطباء المقيمين على الحد الادنى من الكفاءة المطلوبة في تقييم مشرفيهم لهم وفق الأداة الثانية ومعروف أن هذه الطريقة في التقييم تتسم عادة باللاموضوعية. وتبين الدراسة، ودراسات اخرى، ابتعاد المنهج التقليدي المتبع حينها عن تحقيق الهدف وهو حصول الخريج على القدرات المطلوبة منه في عمله مباشرة بعد التخرج. وقد اوصت تلك الدراسة بضرورة إعادة النظر في المناهج في العراق بغرض التركيز على القدرات بدلا من التركيز على المعلومات النظرية.

rotating resident doctors in Iraq', *Medical Education*, 17(6), pp. 378–384.
doi: 10.1111/j.1365-2923.1983.tb01124.x.

الوضع العالمي
لمناهج التعليم الطبي

ــ إعداد أطباء الغد في العراق ــ

4 الوضع العالمي لمناهج التعليم الطبي

اتسمت مناهج التعليم الطبي، في كليات الطب في انحاء العالم بالحيويّة والحركة والتطوير تماشيا مع التطور المتسارع بالممارسة والاكتشافات الطبية. وشهدت المناهج الطبية خلال العقود القليلة الماضية تطورا كبيرا لا تشابهه المناهج الدراسية في اي علم اخر. وربما يرجع ذلك لأهمية دور الطبيب في انقاذ الحياة وادامة صحة الفرد والمجتمع وما يتيح ذلك الدور من أثر في تقدم المجتمعات وتطور الدول.

ومن الجدير بالقول، هو ان كل الجهود المستمرة لتطوير المناهج في كليات الطب تهدف بالأساس الى الوصول الى أفضل النتائج والمخرجات لعملية إعداد الطبيب الخريج لتهيئته للممارسة. ويتأصل الاختلاف بالراي والجذب المستمر بين الكليات حول أفضل الطرق لتحقيق ذلك، باعتقادات وتصورات مختلفة. تبدأ باعتقاد البعض انه يتوجب في بداية الدراسة بناء أساس قوي لدى المتعلّم يتمثل بالكم الكبير من المعلومات حيث تبدأ بالمعرفة المطلقة وتتجه تدريجيا نحو المعرفة ذات المعنى وبأن المتعلم يستطيع فقط بعد امتلاكه ما يكفية من هذه المعرفة، ان يتعرض الى العلوم السريرية ويستطيع عندها ان يتفهم الحالات السريرية ويستطيع ان يصل الى وضع الخطة العلاجية للمريض [24]. بينما يرى آخرون مقابل الرأي الاول بان الحصول على المعلومات يتأتى بالوقت ذاته مع واثناء التعرض المبكر للمرضى وانغماس المتعلم بالمهارات التي يتطلبها منه عمله المستقبلي مما سيجعله يستعمل المعرفة لحل مشاكل عمله التي سيتدرب عليها. وبذلك سيحصل على المعرفة التجريبية وليست المعرفة المطلقة [25].

---

[24] Anderson, J. (1980) *Cognitive Psychology and its implications.* San Francisco: W.H. Freeman.
[25] Billetts, S. (2006) 'Constituting the workplace curriculum.', *Journal of Curriculum Studies*, 38(1), p. 31–48.

وبين الرأي الاول والرأي الثاني فقد مرّت المناهج الطبية العالمية القديمة والحديثة بسلسلة من التطوير ومنذ القرن التاسع عشر مرورا بعدد من الاستراتيجيات المنهجية التعليمية وكما مبين في الشكل رقم 1 كالاتي[26]:

Old Healing-1870	
• Apprenticeship-Based: Master and Trainee	
1871-1909	
• Discipline-Based: Professional and Trainee	
1910-Present	
• Scientific Subject-Based: Science Expert To Novice	
1951-Present	
• Integrated Organ/System-Based: Physician To Student	
1969-Present	
• Problem-Based Learning: Facilitator and Life Long-Learner	
1991-Present	
• Clinical Presentation Curriculum: Medical Expert and Trainee	

الشكل رقم 1: تطور المناهج الطبية في العالم منذ القرن التاسع عشر (المصدر: Papa and Harasym 1999)

1-4   اولا (المداواة حتى 1870)

تطورت الممارسة الطبية القديمة او ما كان يُعرف بالتطبيب والمداواة (Healing) منذ القدم حيث كان السائد حتى عام 1870 هو استخدام التدريب المبني على اعتبار تلك الممارسة الطبية كصنعة وتعليمها وفقا لذلك المبدأ بصيغة "الاسطة والخَلفة" يقوم المتدرب خلالها بملازمة استاذه في تدريبه وممارساته التطبيقية ويساعده ويتعلم على يديه اولا بأول الى ان يتمكن من الصنعة وينفصل للقيام بممارستها لوحده. وبالطبع اختفت هكذا صيغة من الكثير من الدول الا ان بعض الدول لازالت

---

[26] Papa, FJ; Harasym, PH. (1999) Medical curriculum reform in North America, 1765 to the present: A cognitive science perspective. Acad. Med. 74(2), 154-164.

تعتمد هكذا صنعة بشكل او اخر بما يسمى بالطب الشعبي والطب الروحي والطب البديل وما الى ذلك من تسميات. ولازال منتشرا في الصين وجنوب شرق اسيا.

2-4 ثانيا (1871-1909)

في العام 1871 تم استخدام التعليم الحديث المبني على المهنية او الحرفية (Apprenticeship) بشكل طلبة يتبعون ويلازمون طبيبا متمرسا يكون لهم معلما ومدربا ومشرفا واحدا وبنظام "المتمرس والمبتدئ" حتى يصل مستوى أداء المتدرب الى حد مقبول ليقوم المعلم بإجازته ليمارس المهنة لوحده وبدون اشراف مباشر عليه. وقد انتشر هذا النمط من التعليم والتدريب الطبي بشكل واسع في كل المستشفيات الموجودة في الولايات المتحدة وكندا حيث تأسست كلية للطب ملحقة بالمستشفى وحتى سنة 1910 عندما تم وضع شروط للمؤسسات التي تعلم وتجيز الممارسة الطبية. وكانت المستشفيات في العراق تتبنى مثل ذلك النظام وحتى وقت قريب فيما يخص تدريب الممرضات وعلى شكل مدرسة للتمريض تكون ملحقة بالمستشفى.

3-4 ثالثا (1910 حتى الوقت الحاضر)

في العام 1910 تم إلزام الكليات في اميركا بالانضمام تحت سقف جامعة اكاديمية واتباع منهج جديد مبني على المواد العلمية المنفصلة والذي يستلزم وجود أكثر من استاذ ومدرب وفق التطور الذي جرى في العلوم الطبية الأساسية منها والسريرية في القرن التاسع عشر وبداية القرن العشرين والتي توجب الان تجميعها في اقسام منفصلة. ولازالت تلك الأسس مستخدمة حتى الان وبضمنها الإطار العام للمنهج الذي وضعه عام 1910 ابراهام فلكسنر في تقريره الشهير[27] الذي الزَمَ ف به الكليات بإعتماد

[27] Flexner, A. (1910) 'Medical Education in the United States and Canada

المنهج العلمي المبني على دراسة العلوم المنفصلة قبل الدخول في مرحلة التدريب السريري (Science-Based Curriculum) حيث لازال هذا الإطار العام للمنهج متبعا لحد اليوم في المناهج التي تعرف اليوم بالمناهج التقليدية وفي مختلف انحاء العالم. لازال هذا الأساس التقليدي متبعا في معظم كليات الطب العراقية والتي لم يتغير فيها هذا الترتيب والإطار لحد الان ربما باستثناء التطوير الكبير والمستمر في محتوى ومفردات المنهج عبر المائة سنة الماضية. وقد تم بموجب هذه التغيرات والتطوير في عام 1910 في اميركا الشمالية واغلق عدد كبير من الكليات القائمة وكان عددها حينئذ 155 كلية طب كانت ملحقة بمستشفيات ولم يكن بالإمكان ان تتبع جامعات. وبالتلازم مع هذا التطوير انشئ في ذلك العام اول نظام متكامل لإعتماد كليات الطب في اميركا وكندا (Accreditation of Medical Colleges) لرفع مستوى جودة الأداء والتدريب ولازال النظام يقوم بعمله حتى اليوم[28].

4-4 رابعا (1951 حتى الوقت الحاضر)

نتيجة للبحوث الكثيرة لتطوير التعليم الطبي من خلال دراسة السلبيات التي رافقت منهج فلكسنر وخصوصا الانفصال البائن بين العلوم الطبية، تم في العام 1951 تقديم فكرة للقضاء على ذلك الانفصال من خلال اقتراح تداخل وتكامل (Integration) هذه العلوم والتخصصات مع بعضها في السنة الواحدة (تكامل افقي) او تداخلها وتكاملها مع العلوم والتخصصات الطبية السريرية عبر سنوات الدراسة (تكامل عمودي). وكان اول تطبيق منهجي لذلك في اميركا حيث تم بناء التكامل بالتمركز على عناوين او اجهزة او اعضاء الجسم (Organ-System-Based). واول ما

Bulletin Number Four (The Flexner Report)', *Carnegie Bulletin*, p. 364. doi: 10.1001/jama.1943.02840330031008.

[28] Johnson, V. (1962) 'Historical Development of Accreditation in Medical Education.', *JAMA*, 181, p. 616–619.

أعلن هذا النوع من التوجه المنهجي وقامت بتطبيقه عام 1955 كانت كلية طب جامعة "كيس وسترن ريزيرف" في اوهايو[29] حيث تم حينئذ تشكيل وحدات دراسية سُميت على مُسمّيات اجهزة واعضاء الجسم وصار لكل وحدة دراسية لجنة تخطط وتطبق وتقييم الطلبة والتدريسات في كل وحدة ونتج عنه تكامل وتداخل في تدريس المواضيع العلمية الأساسية والسريرية والتي كانت قبل ذلك تدرس بصورة منفصلة مع حصول الكثير من الإعادة والتكرار. وتعتبر هذه الطفرة التطويرية في المنهج من الأهمية بمكان انها صارت أساسا للكثير من التطورات اللاحقة التي جرت فيما بعد بهدف تطوير تلك الطفرة المهمة في تاريخ التعليم الطبي. وقد تم تجربة ذلك النمط من التكامل في العراق اوائل الستينات بتعاون اساتذة من فروع سريرية والمشاركة في تدريس العلوم الطبية الأساسية كما تضمنت فترة التدريب السريري سمنارات في العلوم الأساسية وعلاقتها بالتدريب. لم تُطور التجربة مع الاسف لتصل درجة التطور المنهجي فاختفت بمرور السنين.

5-4 خامسا (1969 حتى الوقت الحاضر)

في العام 1969، بدأت في جامعة ماكماستر الكندية اول عملية تطبيق للمنهج المتوجه نحو التعلّم والمبني حول المشاكل (Problem Based Learning: PBL). ويمثل هذا المنهج خطوة تطويرية مهمة ومفصلية للمنهج التكاملي بجعله تداخل وتكامل لكافة مكونات المنهج بهدف الوصول الى عملية "تعلم" الطالب التكاملية بنهاية دراسته. ويعتبر هذا النمط من المناهج اول تطبيق للنهج والأسلوب الاستقصائي (Inquiry Based Curriculum) بهدف تحقيق قدرات موصوفة ومطلوبة من الخريج ليكون متهيئا لدراسة المشاكل الصحية وحلها بطرق علمية ومهنية.

---

29 Paterson JW (1956) 'Western Reserve inter-departmental & departmental teaching of medicine and biological sciences in four years.', *Journal of Medical Education*,31, 521–9.

ويتيح هذا المنهج دورا أساسيا للطالب ومشاركة فعّالة من خلال فرص منهجية تَخلق له حاجات دراسية تشجعه على ان يبحث ويجد مصادرها لتساعده في تلبية تلك الحاجات. كما يتعلم الطالب وفق هذا المنهج عددا كبيرا من القدرات تبدأ بممارسة تقييم الذات بصورة مستمرة اثناء الدراسة وتعديل مساره الدراسي وممارسة التعلّم الذاتي وممارسة العمل ضمن فريق وممارسة القيادة وممارسة اتخاذ القرار ـ وكأمثلة فقط لعدد كبير من القدرات[30]. وقد لاقى هذا النمط من المناهج اقبالا واسعا ولازال لحد الان فتم ادخاله في كليات عالمية شهيرة عقب تجربة جامعة ماكماستر مثل جامعات ماسترخت في هولندا (1971) وهارفارد (1984) وعدد كبير من الكليات الاميركية الاخرى وادخلته لأول مرة الى العراق وبوقت مبكر كلية طب تكريت عند بدء الدراسة فيها عام 1989 [31] واستخدم هذا النمط كمحور رئيسي في الصفوف الثلاثة الاولى وكان منهجها مبنيا على الأسس والاستراتيجيات التعليمية لمنهج كلية طب هارفارد الأميركية. وقد سبقت تكريت في ذلك كليات معدودة اخرى في المنطقة مثل جامعة الجزيرة في السودان (1979)، وجامعة قناة السويس في مصر (1980)، وجامعة الخليج العربي في البحرين (1982) كما بدأت بعدها بسنوات وخلال العقد الماضي، كليات كثيرة اخرى في انتهاج هذا المنهج في المنطقة وخصوصا معظم الكليات في منطقة الخليج العربي. ويجدر الاشارة الى ان كلية الطب بجامعة كربلاء قد بدأت عام 2012 بتبني المنهج المتمركز حول

---

[30] Neufeld, V. R., Woodward, C. a and MacLeod, S. M. (1989) 'The McMaster M.D. program: a case study of renewal in medical education.', *Academic medicine : journal of the Association of American Medical Colleges*, 64(8), pp. 423–432.

[31] Sulaiman, N. D. and Alsheikh, G. (1995) 'The fully integrated problem based medical curriculum: experience in Tikrit University College of Medicine', *Yemen Medical Journal*, 1, pp. 78–82. See: https://goo.gl/7Voefh

المشاكل والمخرجات التعليمية في السنوات الثلاثة الاولى من الدراسة فيها وبالتعاون مع كلية الطلب بجامعة الشارقة[32].

6-4 سادسا (1991 حتى الوقت الحاضر)

في العام 1991 تم تطوير المنهج المبني على المشاكل والذي شكل أحد انواع المناهج الاستقصائية (Inquiry) لتطبيق منهج استقصائي اخر يلائم التدريب السريري بالوصول الى تطبيق ما يعرف بالمنهج المبني على الشكوى المرضية (Clinical Presentation Curriculum-CPC). يعتبر هذا المنهج تطويرا وتنظيما ودعما للتدريب حول اسرة المرضى وبشكل يحاكي المنهج المبني على الحالة المرضية (Case-Based Learning-CBL) والذي يدعم ايضا التدريب السريري الفعلى من خلال المناقشة وبتنظيم أكثر ملاءمة لأهدافه. ووفق هذا التطوير تعتمد العملية والنشاطات التعليمية على البدء والارتكاز على الشكوى المرضية/الحالة المرضية التي يتقدم بموجبها المريض وانطلاق الطلبة من تلك الشكوى الى الفحوصات والاجراءات والامراض الممكن ان تكون لها علاقة بالشكوى ولغاية الوصول الى التشخيص التفريقي ومن ثم الى تشخيص للمرض المسبب للحالة المعروضة. ويتم كل ذلك وفق خارطة طريق مرسومة لكل شكوى يكون قد صمّمها فريق من الخبراء الاختصاصيين المتمرسين (Critical Pathway-Scheme) وضمن فترة محددة تدرس فيها مجموعة محددة من الحالات المرضية. وقد طبق المنهج في كلية طب "كالغاري" الكندية عام 1991[33].

---

[32] Al-Jobori, SS, Al Mousawi, AM , Abutiheen, A. (2016) 'Integrated Problem Based Learning (PBL) Evaluation by Students in Kerbala Medical College.', *Al-Kindy Col. Med. J.*, 12(1), pp. 48–56. https://www.iasj.net/iasj?func=fulltext&aId=115743

[33] Mandin, H, Harasym, P, Eagle, C, Watanabe, M. (1995) 'Developing a "clinical presentation" curriculum at the University of Calgary.', *Academic Medicine*, 70(3), p. 186–93.

كما تم كذلك استخدام هذا المنهج المبني على الشكوى المرضية في العراق في كلية الطب بجامعة تكريت وابتداء من عام 1992 عند وصول طلبة اول دورة للسنة الرابعة فتم تطبيقه بتدريب الطلبة في السنتين الرابعة والخامسة من خلال بلوكات سريرية منظمة ومتممة للمنهج المبني على المشكلة الذي طبق في السنوات الثلاث التي سبقت ذلك. تم تقسيم السنة الرابعة بموجب هذا المنهج الى بلوكات تكاملية بين التخصصات السريرية ووفق الشكوى الظاهرة في مناطق الجسم (البطن، الصدر، الرأس والرقبة)[34]. اما في السنة الخامسة تم تقسيم السنة الى بلوكات وفق التخصصات الفرعية مثل العيون والحنجرة والجلدية والأشعة والكسور...الخ[35].

وأساس هذا المنهج الحديث مبني على حقيقة مفادها ان هناك عدد محدود من انواع الشكوى المرضية بالمقارنة بعدد الامراض. وبينما يزداد عدد الامراض كل سنة بزيادة الاكتشافات العلمية، (يصل عدد الامراض ومسمياتها الالاف)، فان انواع الشكوى المرضية التي تظهر على الانسان من جراء كل تلك الامراض لا يتجاوز عددها بما يزيد او يقل عن المائة. ومن خلال تغطية تلك الشكاوى المحدودة العدد، يدرس المتدرب الامراض المسببة لها وفق خطوات مدروسة تشابه الى درجة كبيرة ما يتبعه الطبيب المتمرس والخبير اثناء تعامله مع الشكوى المرضية في عمله اليومي. ومن جهة اخرى بما ان معظم اعمال الخريج الجديد وقبل تخصصه ستكون منصبة على استماع الشكوى كبداية للممارسة ومن ثم

---

[34] Shariff, M, Alsheikh, G. (1995) 'Developing a new fully integrated course in TUCOM fourth year clinical study based on complaint rather than discipline.', *Medical Journal of Tikrit University*, 3, p. ii. See: https://goo.gl/8sHoQy.

[35] Alwan, AH, Alsheikh, G. Y. M. (1995) 'In Arabic: Teaching Subspecialties in the Fifth Year Clinical Clerkship in TUCOM: A New Method.', in *Abstracts of Saddam College of Medicine Conference on Medical Education, Baghdad.* Baghdad. See: https://goo.gl/W5DwPH.

الوصول الى اي تخصص تتجه الشكوى الية، فالأحرى بالطالب ان يتدرب على ذلك اثناء التدريب السريري العام.

7-4 سابعا

اتجهت مؤخرا كلياتٌ عديدة الى تبني مزيج من مكونات الاستراتيجيات التعليمية المشتقة من انواع المناهج المذكورة اعلاه بهدف تطوير منهجها التقليدي القائم. ولكن وحدث في معظم الحالات وفي دول عديدة الابقاء على أسس المنهج التقليدي والهروب الى محاولة زيادة التعلّم لدى الطالب وربطه مبكرا بالعلوم السريرية ومن خلال التخوف من اتباع وتجربة التغيير الكامل المبني على التطورات الحديثة. ولذلك قامت كليات باتباع وتبني منهج مختلط يتبنى تكامل افقي وعمودي بشكل وحدات دراسية تكاملية مبنية على اجهزة الجسم لدراسة تركيب ووظيفة الجهاز الطبيعية وغير الطبيعية مضافا لها مواضيع سريرية ومجتمعية متنوعة لإكساب الطلبة المهارات من مستوى الجزيئات الى المحيط المجتمعي وبتوافق مع القدرات والمخرجات التعليمية لذلك الجهاز.

يتيح هذا المنهج المختلط ما يدعى باستراتيجية التعلّم من خلال المقارنة والتباين (Compare-and-Contrast Learning Strategy) والتي اثبتت انها تُيسّر عملية التعلّم وتُنمي لدى الطالب فهما موضوعيا قويا أفضل من المنهج التقليدي [36] [37]. ويعتبر هذا المنهج، بكل تأكيد، تطورا هاما ونقلة نوعية للمنهج التقليدي لأنه يوجه فهم الطالب وتكامل معلوماته بوضع عملية التعلّم داخل إطار موضوعي سريري. ولكن ومع استمرار سنوات الدراسة مع الابقاء على الاساليب التعليمية التي تعتمد

---

[36] Nendaz, M, & Bordage, G. (2002) 'Promoting diagnostic problem representation.', *Med. education*, 36(8), 760–766
[37] Beni-Hani, I; Al-Saudi, K; Alkafajei, A. (2003) Innovative learning approaches in an established medical school: the experience at JUST in Jordan. Eastern Mediterranean Health Journal, 9, Nos 5/6, 1084-1092.

على الدور الرئيسي للأستاذ أكثر من دور الطالب (Teacher-Centred) كالمحاضرات والجلسات التي تتصف بالتدريس أكثر من التعلّم (Teaching Vs Learning) مع اضافات للمنهج كاستخدام التدريس بالمجاميع الصغيرة والتي تجدول بعد المحاضرة مباشرة وتقاد من قبل استاذ متخصص في مادة المحاضرة المعطاة وهذا النشاط يختلف عن المناقشات المبرمجة للتعلم (Small Group Teaching Vs Small Group Learning) حيث يقود الطالب فيها النقاش المبرمج ويمر بمراحل مخطط لها بشكل مختلف كليا عن مجاميع التدريس بالمجاميع الصغيرة. وقد شكل مثل ذلك المنهج المختلط الاغلبية في مناهج كليات الطب البريطانية على وجه الخصوص خلال العقود الثلاثة الماضية ومنذ اصدار المجلس الطبي العام في المملكة المتحدة (GMC) لوثيقة "طبيب الغد" عام 1993[38]. واعطت هذه الوثيقة المهمة الاولوية للإهتمام بمخرجات موحدة للتعليم وترك الخيارات امام الكليات لاختيار نوع المنهج وأساليب التدريس والتعلم للوصول الى تحقيق تلك المخرجات.

وقد أثارَ هذا التوجه نقاشا وجدالا مستمرا عن انواع المناهج وهدف ودرجة ونوع التداخل والتكامل بين المواضيع وبقي ذلك مختلفا عليه في مستوى التطبيق وشموليته من كلية لأخرى وبدرجات متفاوتة منتجا مناهج مختلطة تبنت استراتيجيات تعليمية غير كاملة. فعلى سبيل المثال تثار تساؤلات كثيرة عن تبني هكذا مناهج في ايران [39] وفي بريطانيا حيث تذكر الجمعية الطبية البريطانية (وهي بمثابة نقابة الأطباء) في منشورها الموجه للطلبة الراغبين بالدخول لكليات الطب البريطانية فتقول: "وتحت اشراف شامل من المجلس الطبي العام البريطاني الذي يضع

---

[38] General Medical Council. (1993) *Tomorrow's Doctors*. See: https://goo.gl/o98J3W.

[39] Tavakol, M., Murphy, R. and Torabi, S. (2006) 'Medical education in Iran: An exploration of some curriculum issues.', *Medical Education Online*, 11, pp. 1–8. doi: 10.3402/meo.v11i.4585.

معايير للتعليم الطبي الجامعي، فان كل جامعة وكل كلية طب لديها منهجها الخاص بها واللوائح الخاصة بدراسة الطب. وبالطبع كل كلية مختلفة وتستخدم اساليب مختلفة في التدريس"[40]. وتوجد في بريطانيا حاليا 32 كلية طب[41] منها 5 كليات لازالت تستخدم المنهج التقليدي اما الكليات الاخرى فقد اتبعت درجات متفاوتة من المنهج التكاملي مطعما بإضافات من المنهج المبني على الحالات المرضية او جلسات حل المشاكل واستراتيجيات اخرى مختلفة. وهناك عدد محدود من الكليات اتبعت المنهج المبني على المشاكل كما في مانشستر[42]. وتتسم المناهج التكاملية بصورة عامة بافتقار المنهج الى التوجه نحو المجتمع بجميع مكوناته وليس فقط ما يتم ضمن مادة الصحة العامة حيث تستخدم فترات التدريب في المراكز الصحية للأغراض السريرية البحتة وكمتابعة للتدريب في المستشفيات.

وعلى مدار تطور التعليم الطبي ومنذ تبني الطب الحديث المبني على تطور العلوم المختلفة وتطور الممارسة الطبية عام 1910، تُمثل الانواع السبعة من المناهج الطبية الموصوفة في أعلاه، الأسس التي تتبناها اي كلية من كليات الطب في انحاء العالم بصورة او بأخرى.

---

[40] British Medical Association. (2017) *Studying medicine-becoming a doctor: Course and teaching types at medical school.* See: https://goo.gl/5Czprc

[41] General Medical Council (2018). Bodies awarding UK medical degrees. https://www.gmc-uk.org/education/how-we-quality-assure/medical-schools/bodies-awarding-uk-medical-degrees Accessed on 23/7/2018.

[42] O'Neill, P. A., Morris, J. and Baxter, C. M. (2000) 'Evaluation of an integrated curriculum using problem-based learning in a clinical environment: the Manchester experience.', *Medical education*, 34(3), pp. 222–30. See: http://www.ncbi.nlm.nih.gov/pubmed/10733712

واقع التعليم الطبي
في العراق

5 واقع التعليم الطبي في العراق

ازداد عدد كليات الطب في العراق والمنطقة بصورة ملحوظة خلال العقود الاربعة الماضية بحيث يبلغ عددُها في العراق حاليا 29 كلية (الشكل رقم 2). وينتقد الكثير من خبراء التعليم في العراق واساتذة الكليات ذلك الازدياد في العدد ويعتقد الكثير منهم ان تأسيس الكليات بهذا العدد كان مبالغا به بالقياس مع المستلزمات وخصوصا تهيئة العدد الكافي من الكادر التدريسي المعد والمدرب لهكذا مهمة دقيقة وذلك لا يختلف عليه اثنان. والحقيقة ان تأسيس الكليات في المحافظات المختلفة أصبح ضروريا لإتاحة الفرص لأبناء جميع المحافظات للالتحاق بالدراسة الطبية في أماكن قريبة اولا وتلبية لتخريج أطباء يعملون خارج المدن الكبيرة ثانيا وسدا للحاجة المتجددة من الأطباء على مستوى البلد ثالثا.

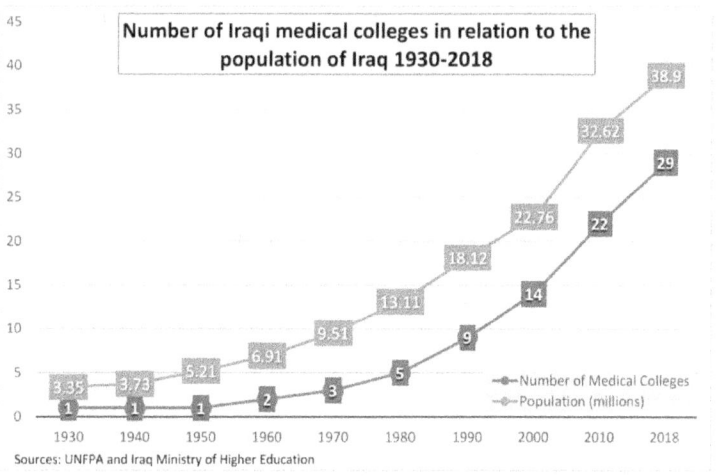

الشكل رقم 2: نمط تطور عدد كليات الطب مقارنة بالسكان 1930-2018.

ان النظر الى إعداد هذه الكليات وفق منظور علمي يبرر تأسيسها من خلال مقارنة عدد الكليات الواجب توفرها نسبة لمجمل عدد السكان المتزايد. وبالنظر الى الشكل رقم 2 يتبين ان نمط الزيادة في إعداد كليات

الطب القائمة وعددها 29 منذ تأسيس ثاني كلية في الموصل عام 1959 يتوافق ويتناسب الى حد معقول مع الزيادة السكانية للوصول الى نسبة كلية واحدة لكل مليون ونصف من السكان الكلي للعراق كما هو الحال حاليا. وتعتبر هذه النسبة مناسبة للحاجة للأطباء وكذلك مقاربة للموجود في الدول المجاورة. ومما لا شك فية ان الجامعات ووزارة التعليم العالي والبحث العلمي تبدي اهتماما بتوفير مستلزمات انجاح الكليات وخصوصا تلك المستحدثة منها رغم الظروف الصعبة التي يمر به العراق.

تنتهج كل واحدة من الكليات التسع والعشرين برنامجا دراسيا يتضمن تغييرات عن المنهج الموحد وبدرجات متفاوتة في التطبيق. وفي ادناه ملخص موجز لكل من هذه الكليات مرتبة حسب السنة التي بدأت فيها الدراسة وكما ورد نصا في الموقع الالكتروني الرسمي لكل كلية.

1. كلية الطب جامعة بغداد: ابتدأت الدراسة فيها عام 1927 وتعتبر الكلية الام. الرؤية: "ان تكون كلية طب بغداد رائدة بين كليات الطب في العراق ولها مكانة متميزة في التعليم والبحث." وتصف منهجها الدراسي بالمنهاج التكاملي (Integrated Curriculum) للمراحل الاولى والثانية والثالثة وبالمنهاج القديم المبني على المواضيع (Subject-Based Curriculum) للمراحل الرابعة والخامسة والسادسة. http://www.en.uobaghdad.edu.iq.

2. كلية الطب جامعة الموصل: ابتدأت الدراسة فيها عام 1959. الرؤية: "تدريس الطب الحديث في جميع الاختصاصات بثلاثة ابعاد رئيسية تشمل المعلومات والمهارات والمواقف بأحدث الطرق العلمية بناءا على الطب المبني على الدليل وأحدث المراجع الطبية المتقدمة". تتبنى الكلية المنهج المبني على المواضيع (Subject-Based Curriculum). http://medicinemosul.uomosul.edu.iq.

3. كلية الطب جامعة البصرة: ابتدأت الدراسة فيها عام 1967. الرؤية: "ان كلية الطب بجامعة البصرة تنشد التفوق في المواضيع الطبية بعامة وفي تلك التي تتعلق بالمشكلات الصحية في جنوب العراق بخاصة. وهذا يمكن الوصول الية بالريادة الوطنية والاقليمية والدولية في التعليم الطبي الحياتي وفي الفعّاليات البحثية في مواضيع مثل جراحة العمود الفقري والاعتلالات الهيموغلوبينية والسرطان والتلوث البيئي وامراض ما بعد الصدمة." تتبنى الكلية المنهج المبني على المواضيع (Subject-Based Curriculum).

http://ar.basmedcol.edu.iq/

4. كلية الطب الجامعة المستنصرية- بغداد: ابتدأت الدراسة فيها عام 1975. الرؤية: "ضمان تَميز كلية الطب بين الكليات في جودة التعليم العالي والبحث العلمي وأداءها العلمي والابداعي ودورها في ضمان مجتمع صحي سليم." وتنتهج الكلية المنهج المبني على المواضيع (Subject-Based Curriculum) مع ادخال اضافات كتطبيق التكامل الافقي في مواد المرحلة الواحدة والتدريس في المجاميع الصغيرة واستخدام امتحانات موضوعية.

http://www.uomustansiriyah.edu.iq

5. كلية الطب جامعة هولير الطبية-اربيل: ابتدأت الدراسة فيها عام 1977. الرؤية: "ان تكون الكلية رائدة على المستوى الوطني بتوفير تعليم طبي ورعاية صحية وبحوث ممتازة" تتبنى الكلية المنهج التكاملي (Integrated Curriculum).

http://med.hmu.edu.krd

61

6. كلية الطب جامعة الكوفة: ابتدأت الدراسة فيها عام 1982. الرؤية: "رؤية كليتنا هي السعي الحثيث للوصول الى مدرسة في الطب تكون الرائد والقائد في البلد والمنطقة والعالم ولا كثير ان تحلم وهي تحتضن في باطن ارضها باب مدينة علم رسول الله (ص)." وتنتهج الكلية المنهج التكاملي (Integrated Curriculum).

http://www.med.uokufa.edu.iq/ed/

7. كلية الطب جامعة النهرين-بغداد: ابتدأت الدراسة فيها عام 1987. الرؤية: "ان تكون الكلية مركزا علميا متطورا في مجال عمله وتسعى لتامين الملاك العلمي رفيع المستوى تتوفر فية قابليات الابداع والابتكار لتكون الكلية اداة للوصول الى التكامل العلمي ووسيلة لتطوير نمط الحياة في المجتمع، من خلال الوصول الى العالمية في مجال التعليم الطبي المعزز بالبحث العلمي الرصين بما يخدم قضايا المجتمع الطبية والتنموية، والتنافس مع كليات الطب الاخرى (المحلية، الاقليمية والعالمية) في مجال تقديم أفضل خدمات التعليم الطبي والسعي لرفد مسيرة التقدم في هذا البلد". تنتهج الكلية المنهج المبني على المواضيع (Subject-Based Curriculum).

http://colmed.nahrainuniv.edu.iq

8. كلية الطب جامعة تكريت: ابتدأت الدراسة فيها عام 1989. الرؤية: "مواكبة التقدم في مجال التعليم الطبي باتجاه المناهج المعتمدة على احتياجات المجتمع والتمركز على المشكلة وعلى الطالب وذلك للوصول الى الاهداف العامة لمواجهة الطفرة المعلوماتية الهائلة في علوم الطب وجعل خريجينا قادرين على مواصلة الإعتماد على أنفسهم في التعلّم." تبنت الكلية ومنذ تأسيسها المنهج المبني على المشكلة (Problem Based Learning).

http://cmed.tu.edu.iq

9. كلية الطب جامعة الانبار-الرمادي: ابتدأت الدراسة فيها عام 1990.
الرؤية: تهدف الكلية الى تهيئة وتخريج أطباء يتمتعون بمهارات
متميزة تعليميا وتدريبيا وثقافيا واجتماعيا، ملتزمين بآداب مهنة
الطب واخلاقياتها، وملمين بالمشاكل الصحية، وكيفية التعامل معها
والتغلب عليها، ويقدّمون خدمة تشخيصية وعلاجية فاعلة للمجتمع
في جميع مجالات الطب المختلفة. تنتهج الكلية المنهج المبني على
المواضيع (Subject-Based Curriculum).

http://www.uoanbar.edu.iq

10. كلية الطب جامعة بابل-الحلة: ابتدأت الدراسة فيها عام 1991. الرؤية:
"تسعى كلية الطب للحصول على شهادة الإعتماد الأكاديمي وادارة
الجودة الشاملة نهاية عام 2020". تنتهج الكلية المنهج المبني على
المواضيع (Subject-Based Curriculum).

http://www.uobabylon.edu.iq

11. كلية الطب جامعة دهوك: تأسست عام 1992. الرؤية: "الوصول
بالكلية الى ان تكون مركز للتميز بين كليات الطب الرائدة في المنطقة
وفي العالم وتكون شريك مؤثر في تحسين الوضع الصحي في محافظة
دهوك". تنتهج الكلية المنهج المبني على المواضيع (-Subject
Based Curriculum).

http://web.uod.ac/ac/c/com/

12. كلية الطب جامعة سليمانية: ابتدأت الدراسة فيها عام 1993. تنتهج
الكلية المنهج المبني على المواضيع (Subject Based
Curriculum)

http://med.univsul.edu.iq

13. كلية الطب جامعة القادسية-الديوانية: ابتدأت الدراسة فيها عام 1997. الرؤية: "نحقق التميز في التعليم الطبي والبحوث وخدمة المجتمع وان نُصنف عالميا وان نصبح في طليعة المؤسسات الوطنية والاقليمية التي تقدم وتطور خدمات الرعاية الصحية والانشطة البحثية والمعرفة والتعليم في مجالات العلوم الطبية". تنتهج الكلية المنهج المبني على المواضيع (Subject Based Curriculum) مع ادخال التدريس بالمجاميع الصغيرة في بعض المواضيع.
   http://www.qu.edu.iq/med/

14. كلية طب الكندي جامعة بغداد-بغداد: ابتدأت الدراسة فيها عام 1998. الرؤية: " ان رؤيا الكلية هو الوصول الى مواقع متقدمة بين الكليات الطبية العراقية وكذلك على أساس اقليمي ودولي وفي تعزيز برامج الرعاية الصحية ذات المعيارية العالية خدمة للمجتمع العراقي واحتياجاته الصحية. ان هذه الرسالة تستند على خلق نظام تعليمي يهدف لتخريج أطباء اكفاء وقادرين على تلبية الاحتياجات الصحية للفرد والمجتمع وعلى أساس وطني ودولي". وتنتهج الكلية المنهج التكاملي (Integrated Curriculum).
   www.kmc.edu.iq

15. كلية الطب جامعة نينوى - الموصل: ابتدأت الدراسة فيها عام 2002. الرؤية: "ان تتميز كلية طب نينوى في كفاءة خريجيها على المستوى المحلي والاقليمي والعالمي". تنتهج الكلية المنهج المبني على المواضيع (Subject-Based Curriculum).
   http://www.uoninevah.edu.iq/

16. كلية الطب جامعة ديالى-بعقوبة: ابتدأت الدراسة فيها عام 2003. الرؤية: "الحصول على الإعتماد الدولي والارتقاء الى العالمية من حيث جودة المخرجات". تنتهج الكلية المنهج المبني على المواضيع (Subject-Based Curriculum) مع اضافة التدريس في المجموعات الصغيرة. http://en.medicine.uodiyala.edu.iq

17. كلية الطب جامعة كربلاء: ابتدأت الدراسة فيها عام 2004. الرؤية: "ايماننا العظيم بالله سبحانه وتعالى يجعلنا ننظر بثقة وتفاؤل خلال السنوات الاربعة القادمة لان تكون كليتنا متميزة على صعيد العراق والمنطقة في مجال التعليم الطبي والبحث العلمي والمشاركة الفاعلة في بناء المجتمع." تنتهج الكلية المنهج التكاملي والمنهج المبني على المشكلة (Integrated and PBL Curriculum).

http://medicine.uokerbala.edu.iq/

18. كلية الطب جامعة ذي قار-الناصرية: ابتدأت الدراسة فيها عام 2004. الرؤية: " العمل كفريق واحد لتحقيق التميّز والريادة ومواكبة التطور المستمر في مجال التعليم الطبي والبحث العلمي للارتقاء بالمستوى الصحي للمجتمع العراقي". تنتهج الكلية المنهج المبني على المواضيع (Subject-Based Curriculum).

http://med.utq.edu.iq/

19. كلية الطب جامعة كركوك: ابتدأت الدراسة فيها عام 2005. الرؤية: "تخريج أطباء اكفاء قادرين على النهوض بالمستوى الصحي في العراق ومتحمسين على مواكبة التطور العلمي والمهني بما يخدم حاجة المجتمع". تنتهج الكلية المنهج المبني على المواضيع (Subject-Based Curriculum).

http://uokirkuk.edu.iq/medicine/

20. كلية الطب جامعة واسط-الكوت: ابتدأت الدراسة فيها عام 2006. الرؤية: "تسعى كلية الطب جامعة واسط الى ان يكون لها أثر قيادي على المستوى المحلي والدولي من خلال وضع استراتيجية للوصول الى الاعتراف والاقرار بهذه الكلية الحديثة وإعتمادها محليا ودوليا". تنتهج الكلية المنهج التكاملي (Integrated Curriculum).

http://www.uowasit.edu.iq/med/

21. كلية الطب جامعة ميسان-العمارة: ابتدأت الدراسة فيها عام 2008. الرؤية: "تتطلع كلية الطب / جامعة ميسان، ان تكون الرائدة وطنيا واقليميا في مجال التعليم الطبي والبحث العلمي وتعزيز الصحة العامة". تنتهج الكلية المنهج المبني على المواضيع (Subject-Based Curriculum).

http://www.uomisan.edu.iq/medicine/

22. كلية الطب جامعة المثنى-السماوة: ابتدأت الدراسة فيها عام 2008. الرؤية: "نحن نعمل كفريق واحد لرسم معالم مستقبل الطب في محافظتنا وفي عموم بلدنا من خلال خلق ونشر وتطبيق معرفة حديثة وشيوع الرعاية الصحية لتلبي احتياجات كل المواطنين". تنتهج الكلية المنهج المبني على المواضيع (Subject-Based Curriculum).

http://medical.mu.edu.iq/

23. كلية الطب الجامعة العراقية-بغداد: ابتدأت الدراسة فيها عام 2011. الرؤية: " تتبوأ الكلية مكانة علمية مرموقة في المجالات الاكاديمية والبحثية والتطبيقية بين كليات الطب العراقية والعربية والعالمية". تنتهج الكلية المنهج المبني على المواضيع (Subject-Based Curriculum).

http://aliraqia.edu.iq/medicine

24. كلية الطب جامعة جابر ابن حيان-الكوفة: ابتدأت الدراسة فيها عام 2013. الرؤية: "تسعى كليتنا لأخذ دور ريادي في تلبية حاجات المجتمع الصحية والارتقاء بها وذلك من خلال ايجاد بيئة تعليمية وبحثية قادرة على خلق كوادر طبية كفوءة علميا ومهنيا وسلوكيا". تنتهج الكلية المنهج المبني على المواضيع (Subject-Based Curriculum).

http://jmu.edu.iq/

25. كلية الطب جامعة ابن سينا للعلوم الطبية والصيدلانية-بغداد: ابتدأت الدراسة فيها عام 2017. الرؤية: " إعداد الكوادر العلمية المتخصصة في حقول العلوم الطبية المختلفة لغرض رفد الدولة من هذه الكوادر بالإضافة الى انجاز البحوث العلمية الطبية التخصصية الرصينة وسد حاجة السوق من الكوادر الطبية". تنتهج الكلية المنهج المبني على المواضيع (Subject-Based Curriculum).

http://ibnsina.edu.iq

26. كلية الطب في جامعة العميد الطبية-كربلاء. تم الاعلان عن بدء قبول الطلبة في هذه الكلية الاهلية للعام الدراسي 2017-2018. "اعداد وتدريب كوادر طبية متسلحة بنور العلم والايمان خدمة لمجتمعنا وبلدنا الحبيب قادرة على مواكبة التطور الهائل بالعلوم الطبية وتقديم أفضل الخدمات العلاجية بما ينسجم مع ديننا الحنيف ومعالجة كل الاخفاقات وتجاوز الهفوات السابقة للوصول الى أفضل الحلول الناجعة للمشاكل الصحية. تنتهج الكلية المنهج التكاملي (Integrated curriclum).

http://bit.ly/alameedmedicalcollege

67

27. كلية طب حمورابي في جامعة بابل - الحلة: تأسست عام 2017 وتم
قبول 69 طالبا وطالبة. الرؤية: ان رؤية كلية طب حمورابي هي التميّز
والريادة والمرجعية العلمية في العلوم الطبية كافة مستندة بذلك على
البدء بمنهاج طبي عالمي حديث تكاملي. تنتهج الكلية المنهج
التكاملي (Integrated curriclum).

http://hamorabi.uobabylon.edu.iq/Default.aspx

28. كلية الزهراء الطبية في جامعة البصرة-البصرة: تأسست عام 2017
وهي ثاني كلية للطب في مدينة البصرة بعد مرور خمسين سنة على
تأسيس اول كلية للطب في البصرة وفي منطقة الخليج العربي عام
1966 وبدء الدراسة فيها عام 1967. الرؤية تحقيق التميز في التعليم
الطبي وأن تكون كلية طبية معتمدة دوليا". تنتهج الكلية المنهج
التكاملي (Integrated curriclum).

http://zahra.uobasrah.edu.iq/

29. كلية الطب في الجامعة الأمريكية في العراق بغداد (American
University of Iraq Baghdad-AUIB) حصلت الموافقة الرسمية
لوزارة التعليم العالي والبحث العلمي على استحداث جامعة العراق
الأميركية-بغداد يوم 20/أيلول/2017 في موقعها في قصر الفاو
(القصور الرئاسية في الرضوانية قرب مطار بغداد الدولي). تبدأ الدراسة
في الجامعة في أيلول 2019.

http://www.auib.edu.iq/

يتبين من الوارد في أعلاه وحسب المعلومات الواردة في المواقع الألكترونية الرسمية للكليات، ان الغالبية العظمى من الكليات التي تم قبول الطلبة فيها وبدأت فيها الدراسة في العراق، هناك (19 كلية) لازالت تتبنى المنهج الموحد المبني على المواضيع بينما تتبنى سبع كليات المنهج التكاملي وكليتين فقط تتبنيان المنهج المبني على المشكلة مع وجود عدد كبير من الاضافات والمزج بين طرق التدريس والتعلّم والامتحانات. ولم يتم، بعد، تحديد نوع المنهج في ثلاث كليات لازالت في طور التأسيس.

تحليل ومقارنة
مناهج كليات الطب العراقية

6 تحليل ومقارنة مناهج كليات الطب العراقية

إذا أردنا ان تكون المقارنة بين نماذج مختلفة من المناهج الطبية هادفة وايجابية فيجب ان تكون المقارنة مبنية على أسس علمية وبحثية وباستخدام ادوات قياس مجربة ومعترف بها دوليا ولا ان تترك المقارنة للأهواء والآراء الشخصية بحيث يمكن لأي منّا ان يرفع او يخفض من شان اي نموذج من المناهج حسب الرؤى الشخصية مما يؤدي بالتالي الى الاضرار بالتعليم الطبي العراقي بدلا من الفائدة المرجوة من المقارنة والتقييم والاستفادة من التجارب والتقدم العالمي.

ومما لا شك فية ان علماء التعليم وبشكل خاص التعليم الطبي قد ابتكروا خلال العقود الاربعة الماضية عددا كبيرا من الدراسات وبضمنها ادوات القياس والمقارنة لاستخدامها كمقياس معياري (Benchmarks) والتي تستخدم في تحليل وتقييم المناهج لأغراض تصميم المناهج الجديدة او تطوير المناهج القائمة بهدف الوصول الى تحقيق ما تهدف الية تلك الدراسات وبناءا على التحليل والتقييم. ومن هذه الادوات اخترنا الادوات التالية وهي من أكثر الادوات قيمةً واستخداما وكما في ادناه. وزيادة في الفائدة المرجوة، سنقوم بشرح كل اداة ولو بصورة مختصرة ومن ثم تحليل انواع المناهج المستخدمة في العراق وفق هذه الادوات وبيان ما نستخلصه من التحليل عن كل نوع منهج.

73

1-6 مؤشرات وادوات المقارنة

1-1-6 المقياس الاول: كفاءة الطرق التعليمية

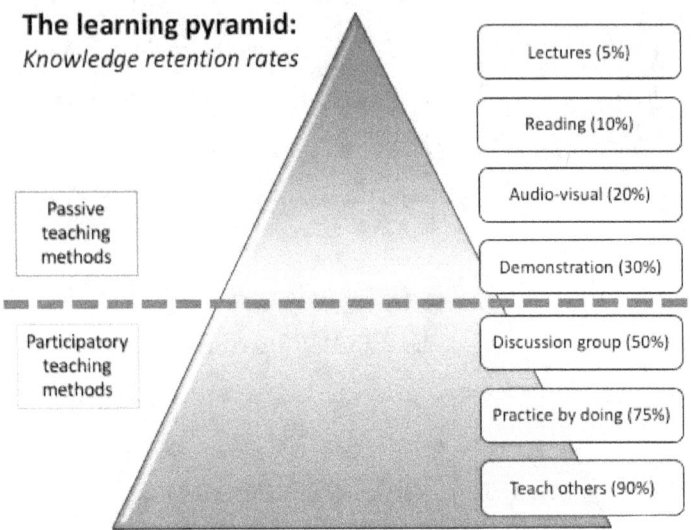

Adapted from: National Training Laboratories Bethel, Maine

الشكل رقم 3: نسب التعلّم من خلال طرق التدريس والتدريب المختلفة.

إعتمادا على ما قدمه العالم ادغار ديل في المعهد الاميركي القومي للمختبرات التدريبية في ولاية مين الاميركية[43]. قاس الباحثون نسبا مئوية مختلفة لدرجة التذكر اثناء التدريب وفقا لاختلاف طرق التدريب والتدريس التي يتلقاها المتعلم وكما مبين في الشكل رقم 3 حيث تبين ان

[43] Dale, E. (1969). *Audiovisual methods in teaching. Third edition.* New York, etc.: Dryden Press; Holt, Rinehart & Winston.

الاقل استفادة في التدريب يأتي من خلال الاستماع وحضور المحاضرات (نسبة تذكر 5% فقط) والأكثر فائدة يأتي من خلال قيام المتدرب بالتحضير وقيامه بتدريس زملائه مثلا (نسبة تذكر 90% منها بعد الوقت المحدد ذاته). والفرق بين هذه الوسائل التدريسية يتأتى من التدرج بنسبة مشاركة المتعلم اثناء الدراسة ابتداء من الطرق السلبية صعودا الى الطرق الفعّالة التي يسأهم المتعلم من خلالها بعملية التعلّم مسأهم واضحة. وعند فحص ومقارنة المناهج الطبية يمكن لنا تقييم ومقارنة المناهج بناءا على ما يحتوية كل منهج من طرق تدريس كفوءة وتشاركية او غير كفوءة وسلبية وفق هذا المقياس الهرمي. ويبين لشكل النسبة المئوية لتذكر ما تم تدريسه وتدريبه وبالتالي قياس كفاءة الطرق التدريسية نحو تعلم الطالب وكالاتي:

ا) طرق التعلّم السلبية:

1. التعلّم من خلال المحاضرات (Lecture) اي الاستماع لما يلقى يؤدي الى تذكر 5% مما يقال بعد الوقت المحدد.

2. التعلّم من خلال المطالعة او القراءة (Reading) او من خلال القراءة فقط اي من خلال السمع ويؤدي الى تذكر 10% منها بعد الوقت المحدد.

3. التعلّم من خلال استخدام الوسائل البصرية والسمعية (Audio/Visual) وهو يجمع بين النظر والسمع والحركة ويؤدي الى تذكر 20% منها بعد الوقت المحدد.

4. التعلّم من خلال التوضيح في المختبرات والدروس العملية (Demonstration) من خلال متابعة امثلة عملية وتتضمن استخدام الحواس   مع القليل من المهارات التي عادة ما تكون بعيدة عن اهداف المتعلم يؤدي الى تذكر 30% منها بعد الوقت المحدد.

ب: طرق التعلّم التشاركية:

1. التعلّم بواسطة المشاركة الفعّالة بالنقاش في مجاميع المناقشة (Discussion groups) من خلال انغماس المتعلم بكل طاقته وتفاعله متضمنا تقييمه لنفسه وطلب ما ينقصه واعطاء ما ينقص الاخرين واكتساب مهارات التقييم الذاتي والتحليل والإعتماد على النفس واتخاذ القرارات ومهارات القيادة ومهارات العمل الايجابي في فريق ويؤدي الى تذكر 50% منها بعد الوقت المحدد.
2. التعلّم بالممارسة (Practice by doing) والمعني هنا حدوث التعلّم نتيجة ممارسة المتعلم الفعلية لما يتعلمه من خلال تطبيق ما يتعلمه واكتساب المهارات التي ذكرت في المناقشة مضافا اليه مهارات عملية ومهنية بما يؤدي الى اكتساب القدرات ويؤدي ذلك التعلّم الى تذكر 75% منها بعد الوقت المحدد.
3. التعلّم من خلال تحضير الطالب لمادة والقيام بتدريسها لزملائه مما يتطلب استخدام عددا كبيرا من القدرات مضافا اليها مهارات الاتصال والتعامل والتصرف ويؤدي الى تذكر 90% منها بعد الوقت المحدد لان المتعلم سيقوم باستخدام ما تعلمه بالتعاون مع اخرين.

2-1-6 المقياس الثاني: جودة الاستراتيجيات التعليمية

يتخصص المقياس الثاني بقياس جودة المنهج والمعروف اختصارا بال: سبايسز (SPICES). ويعتبر هذا المقياس من ابسط المقاييس وأكثرها شهرة واستخدام منذ نشره اول مرة عام 1984 حيث ترمز الحروف الستة لاستراتيجيات تعليمية لا يمكن ان يخلو منها اي منهج لأي كلية طب وتشمل التمركز على الطالب "Student" والتمركز على المشكلة "Problem" والتداخل والتكامل "Integration" التمركز على

المجتمع "Community" ووجود مواد اختيارية "Electives" وكون التدريب السريري منظوماتي "Systematic Training" وكما موضح في الشكل رقم 4[44]. وقد وضعت هذه الاستراتيجيات على مقياس يمتد بين حدّين متناقضين لوصف كل استراتيجية على كل جهة من المقياس بحيث يعطي لأقلها فائدة درجة واحدة ولأكثرها فائدة عشر درجات وهناك ثمان درجات بينهما (2-8) توزع باختلاف جودة المنهج فيما يخص كل استراتيجية وكما موضح في الشكل 4 حيث يتضمن المقياس الاستراتيجيات التالية:

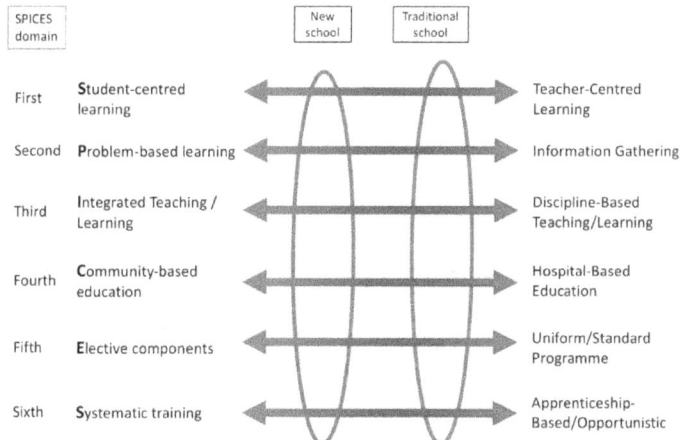

الشكل رقم 4: مقياس جودة وكفاءة المنهج وفقا للستراتيجيات التعليمية المعتمدة (المصدرHarden et al 1984) [44]

الاستراتيجية الاولى: التعلّم المتمركز على الطالب: (student-centered learning) المدرس مقابل المتعلم: إعتماد المنهج بصورة كلية على المدرس/المعلم (درجة واحدة) مقابل تمركز المنهج على المتعلم (10

---

[44] Harden, R. M., Sowden, S. and Dunn, W. R. (1984) 'Educational strategies in curriculum development: the SPICES model', *Medical Education*, 18(4), pp. 284–297. doi: 10.1111/j.1365-2923.1984.tb01024.x.

درجات) وتعطى الدرجات من 2 الى 8 لتدرجات المنهج بين الحدين المذكورين وفق تسيّد أحدهما.

الاستراتيجية الثانية: التعلّم المبني على المشكلة: (problem-based learning)تتدرج بين مبدا اعطاء المعلومات من قبل المدرس وتلقيه من قبل الطالب وصولا الى مبدأ سعي المتعلم للحصول على ما يحتاجه من المعلومات: إعتماد المنهج على اعطاء المعلومات (درجة واحدة) مقابل التعلّم المبني على التقصي (10 درجات) وتتدرج بين الحدين استراتيجيات اخرى كالتمركز حول المشاكل أو حول الحالات المرضية او حول الشكوى المرضية.

الاستراتيجية الثالثة: التعلّم والتدريس التكاملي: (integrated teaching\ learning) اختلاف محتوى المنهج من مواد منفصلة مقابل مواد متداخلة ومتكاملة: إعتماد المنهج على المواد الدراسية المنفصلة عن بعضها تدريسا وامتحانا (درجة واحدة) مقابل تكامل التدريس والتعلّم تدريسا وامتحانا (10 درجات) وتتدرج بين الحدين استراتيجيات اخرى كإدخال التدريس في مجاميع صغيرة او التعلّم في مجاميع صغيرة والتدريب على القدرات السريرية والمجتمعية والصحة العامة وعلى الأخلاق المهنية.

الاستراتيجية الرابعة: التعليم المبني المبني على المجتمع: (community-based education) تركيز التدريب السريري في المستشفى المتقدم مقابل المستشفى العام زائدا المؤسسات الصحية الاخرى: إعتماد المنهج على التدريب السريري في المستشفى فقط (درجة واحدة) مقابل تدريب الطلبة بالإضافة الى المستشفى ليشمل مواقع المجتمع الاخرى كالمراكز الصحية والمجتمعية (10 درجات).

الاستراتيجية الخامسة: الدروس الاختيارية: (elective components) المواد الاجبارية مقابل المواد الاختيارية: إعتماد المنهج على المواد الاجبارية فقط (درجة واحدة) مقابل وجود اجزاء اختيارية اضافة الى الاجبارية (10 درجات).

الاستراتيجية السادسة: التدريب المنتظم: (systematic training) التدريب وفق الفرص المتاحة مقابل التدريب المبرمج: إعتماد المنهج على التدريب (السريري) التخصصي وفق توفر الحالة من عدمه وقت تدريب الطالب (درجة واحدة) مقابل إعتماد التدريب السريري وفق توفير منتظم للحالات المطلوب التدرب عليها وفق نظام يستخدم المريض او ما يعوض عنه (10 درجات).

3-1-6 المقياس الثالث: مراحل تدريب واختبار القدرات

قام عالم التعليم الطبي الاشهر جورج ميللر (1919-1998) بوضع سلم يتضمن أربع مراحل تمر بها عملية تدريب واختبار الطالب على القدرات المطلوبة والمفترض ان يكون قد اكتسبها عند التخرج والتي يمكن تقييمها وفق المراحل الاربع ذاتها وكما موضح في الشكل رقم 5 أدناه.

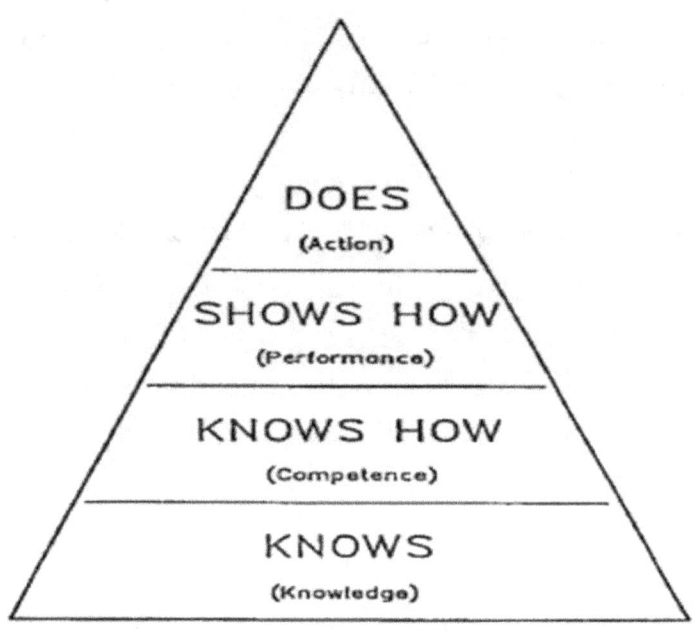

الشكل رقم 5: هرم ميللر مراحل تدريب وتقييم القدرات السريرية[45]

بالإمكان استخدام هذا السلم (والمراحل الاربع) لغرض تقييم المنهج وذلك بتحليل محتوى المنهج وطرق التدريس والتدريب والتعلّم المستخدمة فية لقياس مدى احتوائه على فرص تدريبية منهجية متاحة للطالب لكي يحصل على المراحل الاربع المذكورة في الهرم لغرض الحصول على القدرات العقلية (كالقدرة على التعلّم الذاتي واتخاذ القرار واستخدام المعلومات الأساسية للوصول الى التشخيص...الخ) والقدرات السريرية (كأخذ التاريخ المرضي واجراء الفحوص المختلفة) والقدرات السلوكية المهنية الايجابية. ومن الملاحظ في البحوث المتوفرة ما يؤيد اتجاه المنهج

---

[45] Miller, G. E. (1990) 'The assessment of clinical skills/ competence /performance', *Academic Medicine*, 65(9), pp. S63–S67. See: http://www.ncbi.nlm.nih.gov/pubmed/16547622.

في أكثر الكليات نحو التركيز على المرحلة الاولى في اسفل الهرم وهي: امتلاك المعرفة بما يتعلق بقدرة معينة (Knows-Knowledge) والتي لا تعني ابدا امتلاك المتعلم للمطلوب لتنفيذ القدرة المقيّمة ولا يمكن الحصول على القدرات المطلوبة من دون وجود فرص تدريبية ممنهجة للتدرب على المراحل الثانية والثالثة والرابعة وهي: مرحلة امتلاك المعرفة بكيفية تنفيذ القدرة المقيمة (Knows How-Competence) وابتداءاً من التمكن من تحديد الحاجة للمعلومات اللازمة عن كيفية تنفيذ القدرة والسعي للبحث وايجاد المطلوب من المعلومات وتحليلها ومقارنتها ثم تعقبها المرحلة الثالثة وهي امتلاك ما يفوق معرفته وكيفية تنفيذ القدرة وانما امتلاك المهارات اللازمة ليكون المنفذ قادرا على ان يُظهر بوضوح كيف تُنفذ تلك القدرة المقيّمة (Shows How-Performance). واضافة الى هذه المراحل الثلاث فان المرحلة الرابعة تجيب على تساؤل مفاده عن استطاعة المتدرب بامتلاكه المراحل الثلاث ان يستخدم ما لدية بفعّالية في مجال عمله لكي يمارس القدرة بصورة مستقلة ولوحده (Does-Action). وهنا لابد من الاعتراف بوجود فرص كثيرة في معظم المناهج لأداء المراحل الاربعة ولكن بتفاوت بينها فيما يخص توقيت حدوث تلك الفرص بين السنوات الدراسية الست ومدى قلة او كثرة الفرص التدريبية للحصول على القدرات الموصوفة والمطلوبة في وثيقة مخرجات الخريج التي يتوجب ان تتبناها الكليات وفقا لأهدافها ولمناهجها.

من المهم ان نذكر هنا انه يوجد عدد كبير اخر من ادوات القياس التي تستوجب مجالا اوسع لتغطيتها وهي الادوات التي يتوجب ايضا استخدامها وبطرق علمية عند تقييم ومقارنة وتصميم المناهج ومنها على وجه الخصوص والأهمية وثيقتين غاية في الأهمية: الاولى هي مخرجات التعليم او ما يعرف بالوصف التفصيلي لقدرات خريج كلية الطب والتي تؤهله للتخرج كطبيب والثانية هي معايير الإعتماد لكليات الطب والتي تتضمن كذلك أسسا ومتطلبات لابد من توفرها ولذلك يجب إعتماد اي

81

منهج على هاتين الوثيقتين ليسأهم في تطوير الخريج وبالتالي تطوير الخدمات الصحية. ومن الجدير ذكره هنا ايضا وجود هاتين الوثيقتين في متناول كليات الطب العراقية ومن الواجب الرجوع اليها وهي: وثيقة "مخرجات خريج كليات الطب العراقية"[46] ووثيقة "الدليل العراقي لإعتماد كليات الطب العراقية" الذي أصدره المجلس الوطني لإعتماد كليات الطب في العراق.[47]

---

[46] Alsheikh, GYM. (2012) 'Graduate Outcomes of Iraqi Medical Colleges.'
See: https://goo.gl/o615rG.
[47] National Council for accreditation of Medical Colleges. (2016) *Iraqi National Standard for Accreditation of Medical Colleges.* See:
https://goo.gl/nGp22G

2-6 مناهج كليات الطب العراقية وفق ادوات القياس

مما يثير الاهتمام على مستوى التنويع في المناهج القائمة حاليا حول العالم انها من النادر ان تجد منهج واحد اليوم يمكن ان يوصف بانه يطبق استراتيجية تعليمية واحدة او يستخدم طريقة تعلم واحدة مما ذكر في اعلاه. ويبين الشكل رقم 6 التباين في طرق التدريس والتعلّم وادوار كل من المعلم والطالب ووفق عدد من الاستراتيجيات التعليمية التي تم وصفها اعلاه. ويقارن الشكل رقم 6 وبتدرج عمودي بين التدريس والتعلّم وبتدرج افقي بين الإعتماد على دور المعلم الى الإعتماد على دور الطالب.

Education: Teaching or Learning?

TEACHING		
Teacher Role	**Teaching/Learning Format**	**Student Role**
Information Provider	Lecture Based Teaching	Didactic Teaching
Motivator	Inspiring Lectures	Motivative Teaching
Delegator	Delegating Duties	Projective Teaching
Teaching Tutor	Small Group Teaching	Cooperative Learning
Specialist Facilitator	Inquiry-Case Based Learning	Inductive Learning
Non-Specialist Facilitator	Inquiry-Problem Based Learning	Deductive Learning
LEARNING		

Alsheikh GYM et al (2018)

الشكل رقم 6: الحالات المختلفة لتطبيق الاستراتيجيات التعليمية

تعتبر الحدود بين دور الاستاذ كمنفذ لعملية التدريس (Teaching) ودور الطالب كمنفذ لعملية التعلّم (Learning)، من أكثر المجالات حساسية وتأثير في تحديد فعّالية وكفاءة اي منهج مهما كانت مسمياته. ولا يخفى على الجميع ان اعتبار المنهج فعّال وكفء يعتمد على مدى قدرة المنهج في تحقيق الهدف الرئيسي من عملية التعليم بأجمعها والمتمثل في تحقيق هدف "التعلّم لدى الطالب" او بعبارة اخرى النجاح في

83

إحداث تغيير شبه دائم في معلوماته وفي مهاراته وفي سلوكه المهني اقترابا من القدرات المطلوب منه أداؤها مهنياز وهذا هو الشرط الذي بحصوله يمكن للكلية أن تعتبره قابلا لان يتخرج منها ويصبح طبيبا. وبدون شك، وكما بيّنا سابقا من خلال ادوات المقارنة، ان الاستراتيجيات التعليمية المعتمدة وبالتالي طرق التدريس والتعلّم والامتحانات ومراحل التدريب المستخدمة تؤثر جميعُها سلبا او ايجابا في درجة حصول ذلك التغيير المنشود لدى مجموع الطلبة وليس لنفر قليل منهم وانما لجميعهم ودون استثناء حفاظا على سلامة المريض والمجتمع.

لذلك يتطلب الامر منّا ان نمعن النظر في الادوار الستة للأستاذ (الشكل 6)[48] ونتابع المسمّيات الستة ازاء كل دور وصولا الى اقصى يمين الجدول لنرى بالتالي ما حصل عليه الطالب من كل من هذه الأدوار الستة. فلو اخذنا السطر الاول (السطر الأعلى في الجدول) وهو الاقرب الى التدريس والتلقين والابعد عن التقصي والتعلّم، نرى انه يماثل ما يجري في معظم النشاطات التعليمية في المنهج المبني على المواضيع المنفصلة وهو ما تتبناه الغالبية العظمى من الكليات الطبية في العراق حاليا. ولو اخذنا اخر سطور الجدول (أسفل الجدول) وهو الابعد عن أدوار التدريس التلقيني والاقرب الى التقصي والتعلّم، نرى ان دور الاستاذ يبدو "سطحيا" ودور الطالب أكثر ايجابية ولكن ذلك بالطبع صحيح وليس صحيح في الوقت ذاته. فبينما يبدو ان دور الاستاذ منحسرٌ امام دور الطالب الا انه يجب ان نتذكر ان كل ما يقوم به الطالب من ادوار في سبيل تعلّمه هو من عمل الاستاذ فهو (اي الاستاذ) مَنْ خطّط مسبقا وأدار ووجّه أدوار الطالب وهو من عدّل أي مسار دراسي خاطئ للطالب وأرجعه الى المسار الهادف وبدون ان يشعر الطالب بكل ذلك وبهدف تشجيع الطالب واندفاعه في تحقيق

---

48 Alsheikh, GYM, Jawad, TK, and Mustafa, O. (2018) Evaluation of Iraqi medical colleges curricula in light of development in medical education. Al Fatih Journal of Basic Education. 14(1) Issue 74. 41-83.

أهدافه الدراسية وتعلّمه والتي يتراءى له أنه قام "هو" باكتشافها بنفسه ولوحده وبناءا على حاجاته الدراسية التي أكتشفها هو كذلك وكما خطط له اساتذته. ولكننا نستطيع وبكل تأكيد ان نؤكد ان الطالب قد حصل على دور مهم له في المنهج يتيح له ان يمارس بصورة متكررة قدرات تقييم نفسه (التقييم الذاتي) واستقصاء وتخطيط دراسته وتنفيذها وكذلك ممارسة التطبيقات والمهارات والتصرفات المهنية المطلوبة منه ان يتعلمها ولا يمكن له ان يحصل عليها لولا وجود هذا منهج يتيح له الفرص المتكررة للحصول عليها وتعلمها واكتسابها من خلال تكراره ممارستها أثناء الدراسة لحاجته لها وليس لأنها مفروضة عليه. وهذا النمط من التعلّم من خلال الممارسة (Learning-by-doing) هو أعلى درجات التعلّم كما تبيّن لنا في أدوات القياس التي تم ذكرُها. ولذلك فان المنهج ليس بمسمياته وانما هو منظومة كاملة (System) يتوجب الالتزام بكل مكوناتها من تخطيط وتنفيذ الى تقييم للوصول للمخطط له من مخرجات.

ولغرض الرجوع لمناهج كليات الطب العراقية، تبين الجداول رقم 2-أ و2-ب و2-ج في ادناه، تطبيقا مبسطا لأدوات القياس المذكورة اعلاه للمقارنة بين المناهج المطبقة اليوم في العراق من خلال تحليل النشاطات التعليمية المعلنة في جداول الدراسة الأسبوعية لكل منها وكما تم أعلانها من قبل الكليات في المواقع الرسمية للكليات. لابد من الاعتراف بان المناهج المستحدثة تتضمن استراتيجيات تعليمية جديدة وطرق تعليم متطورة تساير التطور السريع في المناهج في العالم تلبية لمتطلبات الممارسة الطبية ووفقا لمعايير إعتماد الكليات محليا وعالميا وعلى حد سواء ومهما اختلفت التغييرات والتطوير فان المحصلة الواجب قياسها تتمثل بمستوى القدرات الواجب توفرها في الخريجين ووفق ما موصوف من مخرجات وكذلك توافق الاستراتيجيات التعليمية وطرق التعليم مع معايير الإعتماد المحلية والعالمية. ان تطوير مناهج كافة الكليات يبدو اليوم حتميا لغرض حصول هذه الكليات على الإعتماد ويؤدي عدم الحصول

على الإعتماد الى عدم الاعتراف بالطبيب خريج هذه الكليات من قبل المؤسسات ذات العلاقة في دول عديدة ويحرمهم، وكذلك اساتذتهم، بالتالي من القبول في اي فرصة للدراسات العليا او التدريب في تلك الدول.

الجدول رقم 2-أ: مقارنة أنواع المناهج على سلم المقارنة الأول (مقياس كفاءة طرق التدريس والتعلم).

الأداة	معيار القياس	منهج المواضيع	المنهج التكاملي	منهج المشاكل
كفاءة طرق التدريس والتعلم	يتضمن المنهج المحاضرات بالتدريس بنسبة تذكر 5% (تعلم سلبي)	اعتماد بنسبة رئيسية	اعتماد بنسبة متوسطة	اعتماد بنسبة قليلة
	يتضمن المنهج القراءة والحفظ بنسبة تذكر 10% (تعلم سلبي)	اعتماد بنسبة رئيسية لكثرة المحاضرات النظرية	اعتماد بنسبة متوسطة لوجود محاضرات نظرية غير قليلة	اعتماد بنسبة قليلة لقلة عدد المحاضرات النظرية
	يتضمن المنهج مشاهدة الوسائل السمعية والصوتية بنسبة تذكر 20%	اعتماد بنسبة رئيسية	يتضمن المنهج التفاعل مع الوسائل	المنهج يخلق الحاجة للتفاعل مع الوسائل
	يتضمن المنهج استخدام التجارب المختبرية الإثباتية بنسبة تذكر 30% (تعلم شبه فعال)	اعتماد بنسبة رئيسية	اعتماد بنسبة غير رئيسية	اعتماد بنسبة غير رئيسية
	يتضمن المنهج استخدام مجاميع المناقشة بنسبة تذكر 50% (تعلم فعال)	لا يوجد	اعتماد رئيسي يقوده المعلم	اعتماد رئيسي يقوده الطالب
	يتضمن المنهج فرصا للطالب للممارسة كطريقة للتعلم بنسبة تذكر 70% (تعلم فعال)	لا توجد	فرص محدودة	فرص متكررة اسبوعيا
	يتضمن المنهج فرصا لقيام الطالب بشرح وتعليم زملائه بنسبة تذكر 90% (تعلم فعال)	لا توجد	فرص محددة	فرص متكررة أسبوعيا

الجدول رقم 2-ب: مقارنة أنواع المناهج على سلم المقارنة الثاني (مقياس جودة المنهج).

الأداة	معيار القياس	منهج المواضيع	المنهج التكاملي	منهج المشاكل
جودة المنهج	تمركز المنهج على دور الأستاذ أم على دور الطالب	الأستاذ بصورة مطلقة	يعتمد دورا كبيرا للأستاذ	يعتمد دورا كبيرا للطالب
	تمركز المنهج على حفظ المعلومات ام على فهم وحل المشاكل	حفظ المعلومات	الفهم مع الحفظ لكثرة النظري	الفهم لغرض حل المشاكل
	تمركز المنهج على المواضيع المنفصلة عن بعضها أم على تكامل المواضيع تماثلا مع الممارسة	المواضيع المنفصلة	تكامل تدريس المواضيع	تكامل تعلم وتطبيق المواضيع
	تمركز المنهج على التدريب في المستشفى فقط أم التدريب في المستشفى وقطاعات المجتمع	المستشفى بصورة رئيسية	المستشفى لدرجة	المستشفى وقطاعات المجتمع
	احتواء المنهج على مقررات إجبارية لجميع الطلبة أم مقررات أبجاريه ومقررات اختيارية	لا توجد مقررات اختيارية	توجد مقررات اختيارية	لا توجد مقررات اختيارية
	تمركز المنهج على التدريب السريري وفق توفر الحالات أم بصورة منظمة لتشمل كل الحالات	لا تناقش الحالات خارج التدريب السريري	تناقش الحالات المرضية خارج التدريب السريري (المناقشة)	تناقش الحالات المرضية خارج التدريب السريري (المناقشة)

الجدول رقم 2-ج: مقارنة أنواع المناهج على سلم المقارنة الثالث (مقياس هرم ميلر لنوعية التدريب للحصول على القدرات العقلية والسريرية والسلوكية).

الأداة	معيار القياس	منهج المواضيع	المنهج التكاملي	منهج المشاكل
هرم ميلر لنوعية التدريب للحصول على القدرات العقلية والسريرية والسلوكية	في التدريب على القدرات: يتضمن المنهج تعرف المتعلم بأهمية المهارة للطبيب وما يحتاجه لإجرائها	الشرح النظري	الشرح النظري والتطبيق في مختبر المهارات	الشرح النظري في مختبر المهارات والمجتمع
	في التدريب على القدرات: يتضمن المنهج تعرف الطالب كيفية إجراء المهارة أو القدرة	الشرح والمشاهدة	الشرح والمشاهدة والتطبيق في مختبر المهارات	الشرح والمشاهدة والتطبيق في مختبر المهارات
	في التدريب على القدرات: يتضمن المنهج فرصا للطالب لكي يبين كيفية إجراء القدرة	بصورة محددة اثناء التدريب السريري المتأخر	بصورة مبرمجة اثناء التدريب من السنة الأولى	بصورة متكررة طيلة سنوات الدراسة
	في التدريب على المهارات والقدرات: يتضمن المنهج فرصا حقيقية للطالب لإجراء وتنفيذ المهارة لوحده	بدرجة مقننة في الصف السادس	بدرجة أكبر في الموديلات الاختيارية	بدرجة مكررة طيلة سنوات الدراسة

تطوير المنهج

ام الطالب ام الأستاذ؟

7 تطوير المنهج ام الاستاذ ام الطالب؟

يتساءل البعض كيف نفسر ان العراق، ودول اخرى، قد شهد تخريج أطباء من هذه الكليات تميّزوا في مستوى ادائهم وبشهادة المؤسسات الطبية العالمية ويومها كانت المناهج في العراق مشابهة لما موجود في العالم المتقدم ولكن يتساءل المتسائل نفسُه عن المستوى الذي بدى يراه متدنيا سنة بعد سنة ولماذا يحصل ذلك وغالبا ما يُلقى بالذنب على الطالب ومدى جديته ومستوى ادائه. والحقيقة ان مثل هذه التساؤلات بدأت بالانتشار في الوسط الطبي مع عقد الثمانينات ونهاياته فصاعدا. فما التفسير لذلك؟ ربما تبدو الان التساؤلات واضحة بالرغم من التطور الكبير الذي جرى في مناهج الطب في العالم في حين لم يصحب ذلك تطور مواز في العراق، ولذلك فان الطبيب حديث التخرج اليوم يختلف كثيرا عن المتخرج العراقي قبل عقود عندما كانت مناهجنا مشابهة لما موجود في العالم من مناهج ومن ممارسة طبية. وقد اجابت الاستاذة المعروفة الدكتورة لمعان امين زكي على هكذا تساؤل وفي وقت مبكر قائلةً "من الاسباب التي تُذكر ان اساليب التربية (المناهج) عندنا في جميع المستويات لا تهتم كثيرا بغرس انماط السلوك والعادات التي تنمي نزعة الاطلاع وفن البحث عن الحقيقة من مصادرها...وفي الخارج يعلم الطبيب العراقي وهو خامة ممتازة منتقاة من بين المتفوقين بان نيله في العمل والتقدم (فيه) لا يعتمد الا على مستواه العلمي والخلقي واتقانه لمهنته ولأنه اجنبي فانه يحتاج لمضاعفة جهوده الذاتية لمنافسة ابن البلد...لذا تراه منصرفاً (بنفسه) الى علمه وعمله" وكما ورد في الصفحة 278 من مذكرات سالم الدملوجي[49] وكانت قد قالت في مكان اخر من حديثها نهاية

---

[49] Aldamluji, S. (2003) The Iraqi Royal College of Medicine: A personal memoire, Volume 1: 1927-1946. (In Arabic language). Beirut: Arab Establishment for Studies and Publishing. Page 278.

الثمانينات عن مستوى طالب الطب "ان أهم السلبيات نابعة من طبيعة المناهج والتدريب في الكلية"[50]. ورغم مرور عقود على هذا التشخيص المهم فان الكثير من الاساتذة والطلبة في كلياتنا لازالوا بعيدين عن ذلك ففي دراسة سريعة اجرتها كلية طب جامعة ديالى على اساتذتها وطلبتها بسؤالهم سؤالا مبسطا واحدا: "برأيك، أي الثلاثة هو الأسوأ في العملية التعليمية في الكلية (اختر واحداً فقط): الاستاذ أم الطالب أم المنهج؟". فكانت النتائج مثيرة وكالاتي:

الجدول رقم 3: رأي الاستاذ مقابل الطالب في المنهج

المصوّتون	الطالب	الأستاذ	المنهج	المجموع
مجموعة الطلبة	%11	%63	%26	%100
مجموعة الأساتذة	%63	%15	%22	%100

يبين الجدول أعلاه أنه من الواضح جدا ان كل من الطلبة والاساتذة اتفقوا بصورة لا تقبل الشك انهم أنفسهم هم الاقل سوءا من بين العناوين المبحوث عنها (11% و15% على التوالي) وكذلك اتفاقهم المطلق على تحميل المسؤولية للآخر بنسبة مساوية تماما (63%) وتركهم للمنهج وتبرأته من اي مسؤولية في سوء العملية التعليمية وبنسب مقاربة (26% و22& على التوالي) بينما تقر بحوث التعليم ان نوعية واهداف وطرق تنفيذ المنهج يؤثر سلبا وايجابا على نوع ومستوى الجهد والفأعليه والفعّالية لعمل كل من الطالب والاستاذ في العملية التعليمية وليس العكس[51].

---

[50] Aldamluji, S. (2003) Ibid: page 270.
[51] Kadhim, T. J. (2017) *Un-published data.*

لذلك فان تطوير المنهج وتبني منظومة منهجية حديثة وكاملة
يستوجب بالضرورة تضمين المنهج الجديد فرصا لتدريب وممارسة الاستاذ
والطالب لمهارات جديدة بهدف رفع مستوى الأداء في العملية التعليمية
الجديدة للوصول الى تحقيق الاهداف المرسومة بفأعليه وكفاءة أعلى مما
هي عليها في المناهج الحالية.

عمليات تطوير

المنهج في العراق

8 عمليات تطوير المنهج في العراق

تُعدّ عمليات تطوير المناهج الطبية ضرورة قصوى لتمكين كليات الطب من مواكبة المتغيرات والتطورات السريعة في مجال الممارسة الطبية والتقدم التكنلوجي الهائل والمتسارع ومن خلال رسم وتنفيذ اهداف تعليمية تخرج أطباء مسلحين بكفاءات علمية ومهارية واخلاقية قادرين على تشخيص التحديات في الممارسة وخلق حلول وعلاجات لها وكذلك تطوير أداء الاساتذة والطلبة معا من خلال زيادة فعّالية العملية التعليمية في تحقيق اهدافها. وتتيح المناهج الجديدة كمنظومة متكاملة الفرص لتطوير أداء الاساتذة وهو ما تفتقده المناهج القديمة حيث ان من أهم عوامل نجاح المنهج هو وجود اساتذة وموجهين بمواصفات عالية وبشروط معلومة ومتابعة ومراقبة مستمرة. فمثلا في الجامعات العراقية لا يوجد الية واضحة لكيفية التقدم للعمل في مجال التعليم ولا توجد شروط واضحة لذلك ولا سياسات تعيين ثابتة ولا توجد الية تقييم او اختبار للمعلم او الموجه او التدريسي غير اختبار الصلاحية الذي يفتقر الى مقومات تلبية المواصفات وغير قابل لاكتشاف اي خلل في المواصفات المطلوبة. والمطلوب هو استحداث معايير اختبار للمجموعة الطبية وتتضمن شروط مراقبة مستمرة لإعادة تقييم الاستاذ من خلال اليات التغذية الراجعة ومروره عدة مرات بشروط واليات التعيين الاولى وبصورة دورية. ومع الاسف فان كل ذلك لا توجد له ارضية متاحة في المناهج التقليدية.

لذلك لا يتوجب النظر لأي عملية تطوير للمناهج على ان العملية شئٌ من البطر او أنها مضيعةٌ للوقت والجهد وعلى انها نكران لأمجاد الماضي والدخول في متاهات المستقبل الشائكة وغير الواضحة. ولابد ايضا من الاعتراف بان ما يجري من تطوير للمناهج يعتمد على جهود سنوات طويلة من البحث والتقصي لإيجاد حلول تطويرية لمشاكل قائمة فعلا

ونقص في متطلبات الطبيب الخريج ليكون مستعد للانضمام الى الممارسة وكذلك وجود خلل وربما عدم ملاءمة ما يتمتع به الخريج من مؤهلات لا تؤهله للعب دور فاعل في الخدمة الصحية وتطويرها.

وفي العراق دائما ما تسمع من الاختصاصيين ومن المرضى ما يفيد بان الطبيب الخريج الحديث غير ملم بواجباته اثناء الاقامة وعدم تمكن الأطباء المتخرجين الجدد على التعامل مع حالات مرضية شائعة وبتقدير المشرفين على تدريبهم في الاقامة بدرجة تثير الانذار.

تدل دراسة نشرت اوائل الثمانينات معتمدة على بحث موسع شمل خريجي كليات الطب العراقية كافة عام 1981 ونشر في مجلة التعليم الطبي (Medical Education) المعروفة ما يؤيد ما ذهب اليه المشرفون على المقيمين حديثي التخرج والمرضى (1983)[52] وكذلك بحوث اخرى اعطى طلبة وخريجون من كليات الطب العراقية معلومات قيّمة عن كفاءة المناهج في عملية إعداد وتأهيل الخريج من جامعات عراقية مختلفة مثل كلية طب البصرة (1980)[53] وكلية طب الموصل (1996)[54] وكلية طب

---

[52] Al-Chalabi,TS, Al-Na'ama, MR, Al-Thamery,DM, Alkafaje, AMB, Mustafa, GY, Joseph, G, aAnd Sugathan, TN. (1983) 'Critical performance analysis of rotating resident doctors in Iraq', *Medical Education*, 17(6), pp. 378–384. doi: 10.1111/j.1365-2923.1983.tb01124.x.

[53] Al-Na'ama, MR; Alkafajei, AMB; Joseph, G. (1980) Profile of the medical student and his outlook on medical education—the Basrah experience. Medical education, 14(6), 401-408.

[54] Alkafajei, AMB. (1996) Measuring Resident Physicians Performance in Patient Management. Annals of Mosul Coll. Of Med. 11, 88-100.

تكريت (1999)[55] وفي كلية طب بغداد (2008)[56] وفي كلية طب كربلاء (2010)[57] وفي كلية طب الكوفة (2012)[58] وفي كلية طب نينوى (2013)[59].

واليوم، لابد من الاقرار بان دخول عدد من كليات الطب العراقية في تجربة تطوير مناهجها انما يمثل الطريق الامثل لتطوير الخدمات الصحية وبناء الانسان العراقي حيث كان التطوير مستمرا قبل ذلك ومنذ تأسيس الكلية الام في بغداد عام 1927 وفي كل الكليات رغم أنه كان متجزئا بشكل (Piece-meal) باقتصاره على إضافات الى المفردات هنا وهناك والى طرق تنفيذ المنهج وطرق الامتحان الا ان التطوير الفعلي المنظم بدأ في طب بغداد والموصل اوائل الستينات عند تقليص دروس العلوم الطبية الأساسية وانتهاء تدريسها بالصف الثالث بعد ان كانت مستمرة خلال الصف الرابع مما كان يؤدي الى قِصر الفترة لتغطية التدريب السريري. وتم ضمن ذلك الاصلاح الذي اقر في مؤتمرات للتعليم الطبي برعاية منظمة الصحة العالمية اوائل الستينات وتم كذلك ادخال اول امتحان اسئلة

---

[55] Mustafa, OG, Hassoun, AF, *et al.* (1999) 'Evaluation of Medical Graduates Performance from Their Seniors' Point Of View', The Medical Journal of Tikrit University (1999);5:149-157. https://goo.gl/2VS7Yt

[56] Tajer, SM, Khattab, O. (2008) 'Assessment of current situation of medical education in the College of Medicine-University of Baghdad.', *Journal of the Faculty of Medicine Baghdad*, : 50(4), p. 451–455. See: https://www.iasj.net/iasj?func=article&aId=934.

[57] AlHelli, A. (2010) 'Evaluation of Medical Colleges` Graduates in Iraq', *Karbala J. Med.*, 3(3), p. 919-925. https://www.iasj.net/iasj?func=fulltext&aId=19180

[58] Abdul-Zahra, MS, Al-Aaridhi, S. (2012) 'The First Step to words the integration of teaching in a way that medical College', *The Islamic University College Journal*, 16, pp. 5–50. See: https://www.iasj.net/iasj?func=fulltext&aId=75308.

[59] Jasim, WM, Al-Taee, W. (2013) 'Opinions of Nineveh medical college students regarding current medical educational methods and teaching strategies.', *Tikrit Journal of medicine*, 19(1), pp. 114–119. See: https://www.iasj.net/iasj?func=fulltext&aId=88955.

متعددة الاختيار حوالي العام 1967 ومن ثم تم ادخال امتحان الاوسكي (OSCE) لأول مرة في العراق في كلية طب البصرة عام 1978.

وفي عام 1987 تم إقرار منهج موحد للكليات كافة في مؤتمر التعليم العالي الموسع الذي عقد صيف ذلك العام. وأبرز تغيير في المناهج حصل كذلك عام 1987 وبعد انتهاء أعمال المؤتمر مباشرة بتصميم منهج فصلي في كلية طب النهرين (كلية صدام الطبية وقتها) بديلا للمنهج السنوي مع توسع في المواضيع ولكنه أبقى على المنهج المبني على المواضيع المنفصلة عن بعضها. وفي عام 1989 بدأت كلية طب تكريت (وكانت وقتها هي الكلية الطبية الثامنة في العراق) بخطوة جريئة ومختلفة عن المنهج الموحد بإدخال منهج جديد متماشي مع منهج كلية طب هارفارد المبني على المشاكل الطبية والصحية وكان هذا النمط من المناهج هو أحدث ما توصل الية التعليم الطبي وقتها. وقد اثبتت بحوث عديدة اختلاف خريجي كلية طب تكريت عن باقي الكليات من ناحية امتلاك قدرات ومهارات اضافية[60]. في عام 2012، بدأت في كلية طب الكوفة عملية تطوير واسعة باتباع منهج تكاملي وبالتعاون مع كلية طب ليستر البريطانية[61] ومن ثم في كلية طب بغداد وبالتعاون مع جامعة نوتنغهام وتبعتهما كليات اخرى (اربيل والكندي وواسط وغيرها) ومن ثم قامت كلية الطب في جامعة كربلاء بالبدء مؤخرا بتطبيق منهج مبني على المشاكل الطبية في السنوات الاولى والثانية والثالثة[62].

---

[60] Mustafa, OG, Hassoun, AF, *et al.* (1999) 'Evaluation of Medical Graduates Performance from Their Seniors' Point Of View', The Medical Journal of Tikrit University (1999);5:149-157. https://goo.gl/2VS7Yt

[61] Leicester, University of (2011) *Leicester visit boosts Iraqi medical training.* See: https://www2.le.ac.uk/news/blog/2011-archive/july/leicester-visit-boosts-iraqi-medical-training.

[62] Al-Jobori, SS, Al Mousawi, AM , Abutiheen, A. (2016) 'Integrated Problem Based Learning (PBL) Evaluation by Students in Kerbala Medical College.', *Al-Kindy Col. Med. J.*, 12(1), pp. 48–56. https://www.iasj.net/iasj?func=fulltext&aId=115743

أنواع
المناهج المطبقة

9 انواع المناهج المطبقة

أصبح لدينا في العراق اليوم ثلاثة انواع رئيسية من المناهج: الاول هو المنهج التكاملي او الموديول (مثل الكوفة-2012 وتبعتها بغداد واربيل وواسط وكليات اخرى) والثاني هو المنهج المبني على المشاكل (تكريت-1989 وكربلاء-2012 وديالى-في دور الإعداد) والثالث هو المنهج المبني على المواضيع العلمية المنفصلة (بقية كليات الطب) التي لازالت تتبع المنهج الموحد وكما تم شرحه مع اضافات غير ممنهجة كالتدريس في مجاميع صغيرة وادخال امتحانات موضوعية وبنسب وتنفيذ متفاوت من التداخل بين المواد (Integration) وكيفية هيكلة وترتيب وتنفيذ المنهج وشموله على فرص تعليمية كالتدريس في المجاميع الصغيرة (Small Group Teaching) وادخال تقنية حل المشاكل (Problem Solving) والتعليم المبني على الحالات المرضية (Case Based Learning CBL) وكذلك طريقة اجراء الامتحانات التداخلية وفق اهداف الموديول او الامتحانات غير المتكاملة المنفصلة وفق المواضيع المنضوية في التكامل. تكون الاسئلة في حالة الامتحان التكاملي مخصصة لموضوع (او فرع) وله درجة منفصلة ومستقلة. ويجدر الاشارة الى ان عددا من كليات الطب العراقية قد طبقت مناهج بالتعاون مع جامعات بريطانية ابتداء بجامعة الكوفة حيث طبقت منهج جامعة ليستر وتبعها عدد اخر من الكليات وبدرجات متفاوتة ومختلفة في التطبيق وخصوصا في طريقة اجراء الامتحانات.

إن واحدة من أهم القضايا التي يجب ملاحظتها في هذا الامر هو ضرورة مراجعة الكثير من التعليمات الوزارية التي في جوهرها او من خلال تنفيذها تخلق تحديدا لقدرة الكليات في ايجاد آلية جديدة لتطبيق المناهج الخاصة بها من خلال وجود صلاحيات تغيير ما نسبته 30% كحد أعلى في

كل سنة من المناهج وهو من رواسب المنهج الموحد الذي كان يعتبر تطوير المنهج عن طريق تغيير المحتوى لا غير.

ولابد ايضا من ملاحظة عدم وجود آليات تدقيق تراجع المنهج ونظام التقويم والامتحانات المستند لأحدث التعليمات العلمية الذي في واقع الامر هو من يحدد فقرات واليات تنفيذ اي منهج ويضمن له النجاح والاستمرار. وبدرجة الأهمية ذاتها، لا توجد تلبية لمتطلبات التغيير مثل الكادر وكيفية إعدادهم وتطويرهم تطويرا مستمرا وكذلك ما يلزم من البنى التحتية وغيرها الكثير الكثير مثل تعدد مراكز اتخاذ القرار في الوزارة بين الادارات في مركز الوزارة وبين لجان العمداء وغيرها وكان من المفروض ان يكون نظام إعتماد الكليات ملبيا لهذه المتطلبات وهو مازال متأخرا عن تطورات المناهج في الكليات.

هل يكفي القول ان منهجا ما يستخدم التكامل في تنظيم أجزائه يمكن أن نسميه ب "المنهج التكاملي" فنجد ان التكامل فيه يتوقف عند حد ترتيب النشاطات التدريسية في الجدول ولا يشمل تكامل الامتحانات والأهم عدم تكامل عملية التعلّم لدى الطالب وهو، أي التعلّم، لب أي تطوير. وهل يكفي لأي منهج ان يتصف بالمنهج المبني على المشكلة بمجرد تسميته كذلك او بمجرد احتوائه على جلسات لحل المشاكل لكي نسميه ب "المنهج المبني عاى المشكلة"؟ يقول عالم التعليم الطبي "مودزلي" في بحثه القيّم الذي نشره قبل عقدين من الزمن وكان بعنوان: "هل نحن جميعا نعني الشيء ذاته عند ذكر المنهج المبني على المشكلة؟" ان الكثير مما يسمى بالـ"PBL" إنما يَستخدم في دول كثيرة عدد من جلسات حل المشكلة وهي تكون جلسة قائمة بذاتها، لتحسين سمعة العديد من المناهج التي لازالت تتسم بميلها وتركيزها على التدريس أكثر من التعلّم وهي بالحقيقة والدليل لا تمت بأي صلة للمنهج المبني

106

على المشكلة "PBL"[63]. وكما سيتم شرحه فإن جلسات "حل المشكلة" هو أخذ نشاطات المنهج المبني على المشكلة ولكن لا يعادله حيث يتوجب صياغة المنهج الدراسي بكامله حول المشاكل إذا ما أردنا تبني ذلك النوع من المناهج.

يُعدّ من الأهمية بمكان قياس وتقييم درجة التكامل في المنهج واهداف هذا التكامل. تمت تجربة التكامل بين اجزاء المواضيع العلمية والتخصصات السريرية وغيرها من مكونات المنهج منذ الخمسينات من القرن الماضي وكما تم شرحه اعلاه. يرى البعض ان المتعلم (الطالب) يجب ان يُبنى له اولا أساسٌ من المعرفة المطلقة (من خلال معرفة الحقائق الثابتة). ولكي ينتقل مع اتمام ذلك الأساس نحو المعرفة الادراكية (إدراك المفاهيم) والتي يتم فيها ترتيب تلك الحقائق الثابتة للحصول على تفهم عميق لها لتصبح فيه المعرفة مرتبة في عقل المتعلّم بشكل يتيح له استخدامها بصورة منطقية في ممارسته للمهارات السريرية التي يتعرض لها فيما بعد. وهذا الراي (وهو السائد) يتطابق مع الرأي المؤيد للمنهج التقليدي والمتمركز على المواضيع المنفصلة عن بعضها والذي يعتمد على المحاضرات في التنفيذ[64]. اما الرأي الاخر والذي يجادل بان المتعلّم ولكي يصل تعلّمه الى الفهم العميق، وهو المطلوب، فانه يحتاج الى دراسة المعرفة بصورة متكاملة بين مكوناتها مع وجود فرص تعليمية اضافية في المنهج تتيح له الفرصة لكي يستخدم تلك المعرفة والمعلومات المتكاملة وبطرق مختلفة من خلال تعرضه ودراسته لحالات متنوعة تحتوي على تلك المعلومات ويقوم بتطبيقها في وقت قريب بعد دراسته لتلك المعلومات

---

[63] Maudsley, G. (1999) 'Do we all mean the same thing by "Problem-based Learning"? A review of concepts and a formulation of the grounds rules', *Academic Medicine*, 74(2), pp. 178–185. See: http://bit.ly/2L3jmQe

[64] Anderson, J. (1980) *Cognitive Psychology and its implications.* San Francisco: W.H. Freeman.

اي اثناء الموديول الواحد وحتى اثناء الاسبوع الواحد[65]. وينطبق ذلك الرأي على المنهج التكاملي والمتضمن ايضا مناقشات الحالات المرضية بجانب الدروس. اما الراي الثالث فله منظور مختلف تماما ويقر بان المتعلم ومن خلال مناقشة اسبوعية مبرمجة لمشكلة مع نشاطات دراسية وممارسة تطبيقية وسريرية يوما بيوم وبما يجاري ويلبي الحاجات الدراسية لتلك المشكلة التي تمت مناقشتها في الاسبوع ذاته حيث يُنضم نشاط ذلك الاسبوع بطريقة ومحتوى يلبي حاجات الطالب التعليمية (معلومات ومهارات وسلوك) لحل تلك المشكلة. وسيكون باستطاعة الطالب بناء تعلم وتفهم عميق ومركب للحالات الصحية والسريرية (المشاكل) ليصل من خلال تعلمه الى حلها بنهاية كل اسبوع دراسي وهذا ينطبق على المنهج المبني على المشاكل[66].

لذلك فان مزيج من المنهج المبني على المشاكل في السنوات الثلاث الاولى من الدراسة مضافا اليه المنهج المبني على الشكوى المرضية في السنوات الثلاث الاخيرة من الدراسة يبني اولا قدرات الطالب لحل المشاكل وهي قدرات استقصائية أساسية ومن ثم يذهب لتعلّم طرق العمل التي يتبعها الطبيب في ممارسته حيث يبتدئ عمله بالشكوى المرضية وينتهي بالتشخيص والعلاج. وهذا هو أساس وظيفة الطبيب حيث يُبنى المنهج اولا على المشاكل ليعلّم الطالب تقنيات الاستقصاء عن ما يتوجب معرفته من العلوم الطبية الأساسية وضرورة تلك المعرفة للعمل السريري عن طريق حل المشكلة ومن ثم يبدا الطالب في السنة الرابعة والخامسة بالمنهج المبني على شكاوى لحالات يصادفها الطبيب في عمله متبعا خارطة تشبه اساليب وخطوات العمل تؤدي به لاختيار

---

[65] Custers, E. (2008) 'Long-term retention of basic science knowledge: A review study.', *Advances in Health Sciences Education*, 15, p. 109–128. See: https://www.ncbi.nlm.nih.gov/pubmed/18274876

[66] Billetts, S. (2006) 'Constituting the workplace curriculum.', *Journal of Curriculum Studies*, 38(1), p. 31–48.

افضل الخيارات في التشخيص والتي من الممكن حدوثها كمسبب لتلك الشكوى المرضية واثناء ذلك يحتاج الطالب الرجوع الى العلوم الأساسية لكي يستطيع السير ضمن خيارات تلك الخارطة. وفق ذلك تسير مفردات المنهج لتتيح تكاملا مكتملا للمخرجات التعليمية، اي تكامل التعلّم والتدرب لدى الطالب وليس فقط تكامل التدريس وليغير المفهوم الذي اعتمد في نظريات الخمسينات وهو التكامل على مستوى التدريس. وبوصف أكثر دقة يعني تكامل النتيجة من التدريس (ما يأخذه الطالب اي التعلّم) وليس تكامل عملية التدريس فقط وبذلك يتكامل ما يفعله ويحصل عليه الطالب لان بناء المنهج على مشكلة صحية وطبية تجعل الطالب يفتش ويجد وايضا يستخدم كل ما يتعلمه من العلوم الطبية الأساسية والسريرية لغرض حل المشكلة. او بمعنى اخر يجرب معلوماته ومهاراته واخلاقياته اثناء الدراسة ويُقيّم عليها كما تقييم قدراته بصورة متكررة من قبله ذاته ومن قبل زملائه ومن قبل اساتذته[67]. ويمثل هذا المنهج جوهر وماهية التعلّم الاستقصائي "Inquiry learning" ليتبعه التعلّم الاستكشافي "Discovery learning"[68].

تمثل كل مشكلة اسبوعية او شكوى مرضية فيما بعد حافزا جديدا لتعلم مجموعة الطلبة وللتعلم الذاتي بالوقت نفسه. وتتم دراسة مشكلة خلال كل اسبوع من اسابيع السنوات الثلاث الاولى من قبل مجموعة صغيرة ومعلم منسق "Tutor-Facilitator" لهم ليس بالضرورة ان يكون متخصص بمادة المشكلة. ويتم صياغة المشكلة بعناية لتوفير فرص للطلبة لتعلم العلوم الأساسية والسريرية ذات العلاقة وبتطور

---

[67] Feltovich, P., Spiro, R., & Coulson, R. (1997) 'Issues of expert flexibility in contexts characterized by complexity and change. Expertise in context: Human and machine.', in P. Feltovich, K. Ford, & R. H. (Eds. . (ed.) *Expertise in context: Human and machine*. Menlo Park,. CA.

[68] Sweeney, G. (1999) 'The challenge for basic science education in problem-based medical curricula.', *Clinical Investigative Medicine*, 22 (1), pp. 15–22. See: https://www.ncbi.nlm.nih.gov/pubmed/10079991

تكاملي دون البناء على المواضيع المنفصلة ودون معرفة مسبقة بذلك لدى الطلبة[69]. وبالرغم من ان الاساتذة يصيغون المشكلة وفق اهداف تعليمية محددة (ضمن المنهج) فان الطلبة لا يعلمون بتلك الاهداف وانما يستكشفونها من خلال نقاشهم المبرمج وبطريقة العصف الذهني "Brainstorming " والذي يمر بمراحل محددة تتضمن تحليل المشكلة تحليلا علميا واستكشاف حاجات الطلبة الدراسية ومن ثم صياغة اهدافهم للأسبوع ليتبع تلك المناقشة فرص مجدولة واخرى مفتوحة امام كل طالب ليحصل على ما شخّصه هو من حاجات دراسية ويلبيه بكل تلهّف ومن كل المصادر وبدون سقف محدد لتوسعه في التقصي وفق قدراته وحتى نهاية الاسبوع الدراسي وبتفرغ كامل لتلك المهمة. يعود طلبة المجموعة ذاتها قبل نهاية الاسبوع الدراسي لتقييم ما حصلوا عليه من معلومات ومهارات وتصرفات فيقوموا باستخدامها فورا اثناء مناقشة اخر الاسبوع امام زملائهم ويقيّمون عليها ويسمعون اراءهم واضافاتهم وتصحيحاتهم.

في السنوات الثلاث الاخيرة (السريرية وخصوصا الرابعة والخامسة) يتم تبديل المشكلة بشكوى مرضية ويتم متابعة نشاط الاسبوع بمناقشة مختلفة تتبع خارطة "Scheme" مُعدّة من قبل متخصصين. تبدأ الخارطة بالشكوى المرضية وتقود الطالب من خلال اختيارات واحتمالات مبنية على العلوم الأساسية والفحوص المختبرية اللازمة وهي ما توسع الطالب بدراستها وتطبيقها أثناء مناقشات السنوات الثلاث السابقة. تنتهي الخارطة بالتشخيص التفريقي للأمراض الممكن ان تعطي تلك الشكوى. يلازم ذلك فرص من التدريب السريري يتوافق مع تلك الامراض. يمنح هذا المنهج الطالب الفرصة للانخراط بعملية التعلّم الذاتي والتعلّم المبني على الممارسة السريرية وكذلك التعلّم التشاركي كعضو في فريق. يعطي المنهج كذلك الفرص للطالب لاستخدام ما يتعلمه

---

[69] Maudsley, G. (1999) Ibid. ‘Do we all mean the same thing by “Problem-based Learning”?

لكي يضع استراتيجيات متعددة في التفكير والمحاجة والاستنتاج بشكل مشابه لما يفعله الطبيب في ممارسته اليومية ويتم أثناء ذلك دراسة الأمراض ذات العلاقة بتلك الشكوى وفي التخصصات الطبية الرئيسية الأربعة[70، 71].

بالنسبة للمناهج التكاملية المحدثة (او كما تسميها الكليات المُطبِّقة لها بالموديولات) والتي تهدف الى زيادة التعلّم لدى الطالب وربطه بالعلوم السريرية من خلال اتباع وتبني منهج مختلط لعدد من الاستراتيجيات التعليمية، فهو يعتمد على تكامل افقي وعمودي لتدريسات المواضيع المنفصلة وبشكل موديولات تكاملية مبنية على اجهزة واعضاء الجسم. تتم بموجبه دراسة تركيب ووظيفة الجهاز الطبيعية وغير الطبيعية مضافا له مواضيع سريرية ومجتمعية متنوعة لإكساب الطلبة المهارات من مستوى التركيب الجزيئي الى المجتمعي بما يوافق القدرات والمخرجات التعليمية لذلك الجهاز.

يُصاغ هذا المنهج "التكاملي" وفق ما يُدعى باستراتيجية التعلّم من خلال المقارنة والتباين (Compare-and-Contrast learning strategy) التي اثبتت انها تُيسّر عملية التعلّم وتُنمي بذلك فهماً موضوعياً لدى الطالب أفضل من المنهج المبني على المواضيع المنفصلة[72]. بكل تأكيد فان هذا المنهج يعتبر تطورا هاما للمنهج التقليدي لأنه يوجه فهم

---

[70] Koh, G. C. H. *et al.* (2008) 'The effects of problem-based learning during medical school on physician competency: A systematic review', *Cmaj*, 178(1), pp. 34–41. doi: 10.1503/cmaj.070565.

[71] Cooke,M, Irby, DM, O'Brien, BC. (2010) *Educating Physicians: A Call for Reform of Medical School and Residency.* Edited by 1. San Francisco, CA: Jossey-Bass: A Wiley Imprint.

[72] Nendaz, M, & Bordage, G. (2002) 'Promoting diagnostic problem representation.', *Medical education*, 36(8), p. 760–766.

الطالب وتكامل معلوماته بوضع عملية التعلّم داخل اطار موضوعي سريري لكن الابقاء في الوقت ذاته على اساليب تعليمية تعتمد على دور الاستاذ أكثر من الطالب (Teacher-Centred) واستخدام نشاطات تعليمية أكثر من التعلّم (Teaching Vs Learning) مع اضافات وتطوير كاستخدام التدريس بالمجاميع الصغيرة (Group Teaching Small) وليس المناقشات المبرمجة للتعلّم (Small Group Learning) فانه يتبين ان هذا المنهج في الوقت ذاته يحصل فية عدم توازن بين الحجم الكبير للمعلومات العلمية التي تُدرّس للطالب من خلال المحاضرة (teaching) وبين كمية المعلومات التي يتطلب من الطالب التقاطها (تعلّمها) من التجرية السريرية. ولذلك نرى انه بالرغم من استمتاع الطلبة بنشاطات المهارات السريرية وتجربتهم المبكرة قبل سنوات التدريب السريري، فانهم كمراقبين سلبيين للتعرض للعمل السريري من حيث انه جديد عليهم بصورة كاملة وضعف ارتباطه بالمعلومات العلمية المطلوبة منهم. ولذلك فانه من المتوقع اتجاه الطلبة لاعتبار محتوى التعرض السريري مادة لا ترقى الى مقام المعلومات العلمية المطلوبة منهم في الامتحانات. وتزداد هذه الظاهرة عند تلازمها مع نظام امتحانات يتمركز أكثر حول المعلومات التي تدرس بالمحاضرات والطرق التقليدية وتتبع اسئلة هذه الامتحانات كل موضوع بشكل منفصل وحسب الاقسام وليس فحص المعلومات التكاملية وعلى مستوى التعلّم وعادة ما تكون الاسئلة من النوع الذي لا يَمتحِن الفَهم المعمق وانما يركز على الحفظ الذي غالبا ما تكون اسئلته من المحاضرات وما يقوله لهم الاستاذ في جلسات التدريس المصغرة.

وبالإضافة لذلك فان الطالب سيجد صعوبة في معرفة لماذا وكيف ان المعلومات التي تُعطى له في المحاضرات في الصف المصغر او في القاعة الكبيرة، سيكون بإمكانه استخدامها امام المريض. وبالخلاصة سيكون هناك غياب للفرص لممارسة المعرفة التجريبية (Experiential Knowledge) وهي المعرفة التي تساعد الطالب على التعلّم المعمق وهو

ما يفقده هذا المنهج. ولذلك فهناك مؤشرات واضحة على ان المنهج المختلط لا يحقق ما يهدف له من تكامل سريري ويكون محتواه صعبا لوجود فرص ضيقة فية للتعامل مع حاجات وقدرات الطالب المتعلم[73].

من جهة اخرى فإنه من الواضح ان المناهج المبنية على المواضيع العلمية المنفصلة عن بعضها او ما يدعى بالمناهج التقليدية، قد حصلت على القليل من النقاط على سلم ادوات المقارنة التي استخدمت هنا من حيث إعتمادها كلياً على طرق التعليم السلبية ذات الكفاءة المتدنية في نسبة التذكر مقارنة بالمناهج الاخرى على سبيل المثال. كما تختلف الدرجات التي ينفذ بها كل من المنهج التكاملي بالمقارنة مع المنهج المبني على المشاكل نظرا لاحتواء الاخير على فرص منهجية كثيرة تتيح للطالب وتتطلب منه استخدام وتنفيذ المرحلة الاخيرة من اجراءات تنفيذ القدرات (Does) على مقياس ميللر وبدونها لا يتم تنفيذ المنهج[74]. كما يتسم المنهج المبني على المشاكل بخلقه للحاجة في التعلّم لدى الطالب بصورة منهجية منظمة من خلال المناقشات المبرمجة ووجود علاقة وثيقة لكل ما يدرسه الطالب في اسبوع بمشكلة ذلك الاسبوع. ووجود الحاجة واكتشاف الطالب لها تدفعه للتقصي وتدفعه لكي يقرر سعية نحو الدراسة الذاتية وكجزء من التقييم الذاتي التي يجريةا كل اسبوع. ويتكرر ويزداد ذلك الاندفاع كل اسبوع طيلة مدة الدراسة وهذه خاصية لا يوفرها اي منهج اخر حسب البحوث المقارنة مما يتيح للكلية الوصول بالطالب وقت التخرج

---

73 Cooke,M, Irby, DM, O'Brien, BC. (2010) *Educating Physicians: A Call for Reform of Medical School and Residency.* Edited by 1. San Francisco, CA: Jossey-Bass: A Wiley Imprint.

74 Miller, G. E. (1990) 'The assessment of clinical skills / competence / performance', *AAMC Academic Medicine*, 65(9), pp. S63–S67. See: http://www.ncbi.nlm.nih.gov/pubmed/16547622.

لإكمال استحصاله على عدد كبير من القدرات المعرفية والمهارية والمهنية الموصوفة ضمن مخرجات الخريج[75].

---

[75] Maudsley, G. (1999) Ibid. 'Do we all mean the same thing by "Problem-based Learning"?.

الخطوات اللازمة
لتبني المناهج الأكثر فاعلية

10 الخطوات اللازمة لتبني المناهج الأكثر فاعليّة

في بداية العام 2018، نُشر بحث في مجلة (New England J. Med)، وهي أقدم وأعرق مجلة طبية أميركية، حذّر فية باحثون من جامعة هارفارد، من انحدار الممارسة الطبية اليومية للأطباء المتدربين نحو الابتعاد عن الطرق العلمية والتقصي والبحث والتحقق واستخدام العلوم الأساسية[76]. وبينت المجلة المخاطر في انخفاض عدد الأطباء الباحثين عما كان عليه عام 2003 والاحتراس من ان إعداداً متزايدة من الاجيال القادمة من الأطباء سيتعرضون الى القليل من فرص استحصال قدرات التقصي والى القليل من فرص استحصال قدرات البحث الاستقصائي ودعت المجلة الى مضاعفة الجهد لتوجية عملية إعداد وتدريب الطبيب نحو الطرق التي توفر له فرص في المنهج ليتعلم ويمارس قدرات الاستقصاء والتحقق.

ويجدد هذا التحذير فينا ضرورة تفهم حاجة طالب الطب لمثل المنهج الذي ذكرته المجلة أعلاه وهو بدون شك المنهج الأكفأ وهو المنهج الاستقصائي (Inquiry) أي المنهج الذي يتيح للطالب فرصا منهجية لكي يبحث ويستقصي ما يجهله لغرض خلق حاجة تعليمية ملحة لدية مثل ما يتيح له المنهج المبني على المشاكل فالطالب لكي يحل المشكلة ويكمل ما يجهله عنها سوف يمر بخطوات يمارس أثناءها بالضرورة القدرات الاستقصائية المنوه عنها اعلاه. ويكون هذا المنهج أكثر فأعليه عند ما يطبق في السنوات الثلاث الاولى من الدراسة الطبية وهو الذي يعتمد على التحليل

---

[76] Armstrong, K, Ranganathan, R, and Fishman, M. (2018) 'Toward a Culture of Scientific Inquiry — The Role of Medical Teaching Services', *The New England Journal of Medicine*, 378(1), pp. 1–3. doi: 10.1056/NEJMp1002530.

الاستنتاجي (Deductive: PBL) وتلية السنوات الثلاث الاخيرة ليطبق المنهج المبني على التحليل الاستقرائي (Inductive: CBL-CPC) بصيغتية الاثنتين بالإعتماد على الحالة المرضية ((Case-Based Learning (CBL) او المعتمدة على الشكوى المرضية (Clinical Presentation Curriculum-CPC). وهذا التدرج من التحليل الاستنتاجي الى التحليل الاستقرائي مقصود لان المنهج المستعمل في النصف الاول من الدراسة (الصفوف الاولى والثانية والثالثة) يُتيح فرصا للتعلم الاستنتاجي للطالب افضل من منهج التحليل الاستقرائي لان الطالب يكون في تلك الفترة مبتدئا في الطب ولا يملك من المعلومات لا في العلوم الأساسية ولا في العلوم السريرية بينما يتعامل المنهج الاستقرائي في النصف الثاني من الدراسة (الصفوف الرابعة والخامسة والسادسة) مع طالب يملك معلومات تطبيقية وقدرات استقصائية حصل عليها من الدراسة في السنوات الثلاث الاولى فيكون جاهزا وقادرا على تعلم و"تقليد" ما يفعله الخبير في العمل السريري.

بناءا على البحوث الحديثة المتعلقة بنظرية العقل الحسابية (Computational Mind Theory) واستجابة لنظريات ما بعد الحداثة (Postmodernist Theories) التي بدات نهايات القرن العشرين، فقد انصب التركيز في بيئة التعلّم على تطوير المفاهيم والافكار والانماط، اي التصاميم والاشكال والاهتمام بالعلاقات بين كل ذلك. وبناءا على النظرية التي تقر بان المعرفة لا تُكتسب بالتشارك بين الدارسين، وانما تكون مبنية داخل كل فرد من خلال اما عملية الاستدلال الاستقرائي (Induction) المحاكية لما يفعله الخبير او من خلال عملية الاستدلال الاستنتاجي (Deduction) والتي تحاكي المتعلم في بداية عملية التعلّم[77]. ومن المهم

---

[77] Kyriacou, D. N. (2004) 'Evidence-based medical decision making: Deductive versus inductive logical thinking', *Academic Emergency Medicine*, 11(6), pp. 670–671. doi: 10.1197/j.aem.2004.02.512.

بالنسبة لنا هنا في هذا المقام الاجابة على السؤال التالي: بعد كل ذلك هل يبقى منهج كليات الطب العراقية مكبلا بالنظم التقليدية التي تعتبر الطالب متلقٍ يحفظ ويكرر ما يعطية إياه معلّمُه؟ والمثير للقلق ان العديد من الكليات تبنت عمليات لتطوير المنهج التقليدي وتبنت مناهج جديدة لازالت تتضمن الكثير من النشاطات الدراسية التي تعتمد على دور التدريس بدل التعلّم ودوراً أكبر للمعلم وليس للطالب والتركيز على المعلومات أكثر من المهارات والسلوك.

عند مراجعتنا لنمط الدراسة في المنهج التكاملي في بعض الكليات نرى أن الطالب يبدأ بسماع المحاضرات تتبعها المناقشة ومن ثم تأتي مناقشة أخرى لحالة سريرية. بينما يبدأ الطالب بالمناقشة في منهج المشكلة ويحدد حاجاته وبضمنها مايخص العلوم الطبية الاساسية والبعد السريري في الوقت ذاته ومن ثم يبحث عما ينقصه من معلومات وخبرات فيجدها في المحاضرات التي تنظم لتأتي بعد المناقشة وليس قبلها وكذلك يجد حاجاته في الفرص الدراسية والتدريبية الأخرى ومن خلال ممارسته للقدرات الاستقصائية المختلفة. وبدون تلك الممارسة لن يحقق أهدافه الدراسية لذلك الأسبوع. هل آن الاوان للذهاب بالطالب المبتدئ للمنهج الاستنتاجي (Deductive Reasoning) وهو الملائم للمتعلم المبتدئ او الذهاب نحو منهج الاستدلال الاستقرائي (Inductive Reasoning) وهو المعروف بملاءمته للمتعلم المتقدم (مثل التعلّم في السنوات الاخيرة من الدراسة الطبية وكذلك في حقل الدراسات العليا) ام الاثنين معا ولماذا وكيف؟

يتوجب علينا بالضرورة فهم الفروق بين المنهجين الاخيرين (الاستنتاجي والاستقرائي) لكي نقتنع بتوجهاتنا نحوهما وكما يذكر في

_____

العديد من البحوث المهمة وكما وارد في بحث نشر عام 2002[78] وكذلك المفصّل في كتاب "تعليم طبيب القرن الواحد والعشرين" الذي صدر عام 2010 بمناسبة مرور مائة عام على صدور تقرير فلكسنر الشهير عام 1910 ونحاول في ادناه توضيح ذلك[79].

يمكن تعريف الاستقراء (Induction) بانه "عملية ملاحظة ظاهرة او ظواهر وتجميع البيانات عنها للتوصل الى المسبب لها وتكون مبادىء عامة وعلاقات كلية من خلال اتباع خطوات محددة". وكلمة استقراء هي ترجمة لكلمة يونانية ومعناها "الاقتياد" والمقصود بها هو قيادة العقل للقيام بعمل يؤدي الى الوصول من الجزء (الظاهرة) الى الكل الذي يتحكم في الاجزاء وهي الظواهر التي تخضع للإدراك الحسي. في حالة الطب يتم وفق هذا المنهج اقتياد المتعلّم ابتداء من الشكوى المرضية (الظاهرة-الجزء) الى الوصول الى المرض المسبب لها (المتسبب-الكل). في المنهج الاستقرائي كما نرى فان المتعلم ينتقل من الجزء الى الكل، او من الخاص الى العام حيث يبدأ بالتعرف على الجزء (الشكوى في الحالة المعروضة) ثم يقوم بتعميم النتائج على كل الاحتمالات (اي كل الامراض المسببة لتلك الشكوى) بغاية الوصول الى المرض المعين المسبب للشكوى او الحالة المعروضة. وتتم عملية التعلّم وفق هذا المنهج عن طريق قيادة الخبير (المعلّم) للمتعلّم وهو غير الخبير (الطالب) ويشمل استخدام الدليل الاستقرائي (الخارطة الخاصة بالشكوى او الحالة المعروضة حيث تبين الخارطة الخطوات المتبعة للوصول الى المرض المسبب). ويكتب هذا الدليل خبراء ويكون قائم على أساس الملاحظة والاستنتاج العلمي المسبّق والمبني على التجربة والخبرة والبحث المثبت وعادة ما يطابق

[78] Epstein, R. M. and Hundert, E. M. (2002) 'Professional Competence', *Jama*, 287(2), pp. 226–235. doi: 10.1504/IJHTM.2002.001137.

[79] Cooke,M, Irby, DM, O'Brien, BC. (2010) *Educating Physicians: A Call for Reform of Medical School and Residency.* Edited by 1. San Francisco, CA: Jossey-Bass: A Wiley Imprint.

الخطوات التي يتبعها الطبيب المتدرب الخبير او ما يعرف بإجراءات العمل المعيارية (Standard Operation Procedure-SOP). وتتم متابعة هذه الاجراءات بحذافيرها اثناء الممارسة ووفق إجراءات العمل المعيارية التي أدخلت في المستشفيات في الدول المتقدمة حفاظا على سلامة المريض حيث هناك اجراء معياري لكل شكوى يتوجب اتباعها بدقة وكانت سابقا تستخدم فقط للتدريب ويعارضها الكثير من الممارسين الآن لأنها تقتل روح المبادرة والتصرف وفق الحالة المعروضة. ولذلك يكون هذا النمط من الاستدلال اذا ما طبق على تعليم طالب الطب، يكون محكوماً باتباع خطوات محددة لا تترك للطالب فرص واسعة للعصف الذهني (Brainstorming) على سبيل المثال ويمكن بالتحضير المسبق حفظ الخطوات والرجوع بالمناقشة، من خلال ذلك التحضير، الى جو الحفظ والاستذكار والابتعاد عن التقصي والتحقق والاستنباط وخصوصا مع وجود محاضرات غير قليلة ومعلومات كثيرة مطلوبة من الطالب في الامتحانات، ومثل هكذا ظروف دراسية تقضي بدون شك على جودة العصف الذهني والبحث والتقصي والاستنباط والطالب بأمس الحاجة الى اكتساب مهاراتها في السنين الأولى للدراسة.[80]

اما الاستنباط او الاستنتاج (Deduction) فهو الاستدلال الذي ينتقل من الكل الى الجزء او من العام الى الخاص على عكس الاستقراء كما شرحناه أعلاه. ويبدأ الاستنباط بالإستناد الى المرض او مجموعة من الامراض ثم يستنبط المتعلم منها ما ينطبق على كل الاجزاء التي لها علاقة بالمرض في الحالة المعروضة حيث يقوم الطالب في بداية دراسته الطبية الذي عادة ما يجهل الكثير عن المرض وعن مكوناته وعلاقاته فيقوم بتقصي (Inquiry) وتحديد ما يجهله وهو كثير فيذهب الى مصادر التعلم في الكلية وملحقاتها ليتعلّم ما ينقصه في سبيل فهم وحل المعروض عليه

---

[80] Cooke,M, Irby, DM, O'Brien, BC. (2010) *Educating Physicians: A Call for Reform of Medical School and Residency*. Edited by 1. San Francisco, CA: Jossey-Bass: A Wiley Imprint.

بشكل مشكلة تحفّزه على الدوام على القيام بالتحري والتوسع في الجزئيات ذات العلاقة ووفق حدود ما يتوافق مع أو له علاقة بالكل (المشكلة المرضية المعروضة) وكذلك يتوافق مع ما له علاقة بالأجزاء (العلوم الأساسية الطبيعية والمجتمعية والمرضية المسببة للحالة). وبسبب الانتقادات الموجهة الى كل من أسلوبي الاستنباط والاستقراء حين تطبيق اي منهم لوحده ومدى دقة كل منهما، فان البحث العلمي يوصي بالمزج بين الأسلوبين للوصول الى العلم والمعرفة الدقيقة وإعطاء الطالب الفرص لإكتساب القدرات اللازمة في الاستقصاء، وهذا الأسلوب الجديد في المزج بين المنهجين الاستقرائي والاستنتاجي سمي بالمنهج العلمي الحديث[81].

لنأخذ المثال السريري التالي ونرى كيف نتعامل معه خلال الممارسة وعملية اتخاذ القرار وفق المنهج الاستنتاجي او الاستنباطي (PBL) بالمقارنة مع المنهج الاستقرائي (CBL and CPC) ومإذا نستخلص من تلك المقارنة فيما ينطبق على مناهج التعليم والتدريب الطبي. لو افترضنا ان الملاريا تُسبب الحمى في جميع حالات هذا المرض، فان الطبيب عند استخدامه المنطق الاستنتاجي فانه كلما يلاحظ مريضا مصابا بالملاريا يستنتج استنتاجا مطلقا ان المريض سوف تظهر عنده حمى خلال مرضه. اما إذا استخدم المنطق الاستقرائي، فإذا كان الطبيب يلاحظ المريض مصابا بالحمى، فانه لا يمكن ان يستخلص بيقين ان المريض لديه الملاريا لان هناك العديد من الامراض الاخرى التي تسبب الحمى[82]. وحتى لو كان الطبيب يعمل في مناطق تكون فيها الملاريا مرضا متوطنا (في دول افريقية مثلا) وكان قد صادف سابقا عدة حالات متتالية من الملاريا في المرضى الذين يعانون من الحمى، فالطبيب لا يمكن ان يكون على يقين من ان

81 Montgomery, GJ. And Drake, K. (1990) 'Abductive reasoning networks.', *Neurocomputing*, 2, pp. 97–104.
82 Kyriacou, D. N. (2004) 'Evidence-based medical decision making: Deductive versus inductive logical thinking', *Academic Emergency Medicine*, 11(6), pp. 670–671. doi: 10.1197/j.aem.2004.02.512.

المريض المقبل مع الحمى سيكون مصابا بالملاريا. وبالتالي فان قوانين الطبيعة غير متناظرة لكي ينطبق عليها المنطق الاستقرائي لوحده. ولكن التفكير السريري لا يجب ان يكون مقيدا بالتفكير الجامد، حيث يمكن استخدام شكل من اشكال الاستدلال الاستقرائي لتقييم علاقات السبب والنتيجة مع درجات اليقين التي تتمركز على الاحتمالات[83، 84].

هذا الشكل من الاستدلال العلمي مفيد بشكل خاص لصنع القرار في الممارسة الطبية حيث تتم ملاحظة الاثار (الشكوى المرضية) ويتوجب البحث عن السبب (المرض). فعلى سبيل المثال، إذا كان الطبيب يعمل في منطقة تكون فيها الملاريا متوطنة حيث ان معظم المرضى الذين يعانون من الحمى يكون لديهم الملاريا، فيمكن للطبيب المتمرس (وليس المبتدئ او المتدرب) استنتاج ان المريض مع الحمى ربما يكون لديه ملاريا. وعلى العكس من ذلك، ففي منطقة حيث تكون الملاريا نادرة جدا، يمكن للطبيب استنتاج ان المريض مع الحمى ربما لا يكون مصاب بالملاريا، ولكن على الارجح لديه مرض اخر يسبب الحمى. ولغرض فهم فحوى ما ذكرناه اعلاه نقول بان المعرفة المستخدمة لصنع القرار السريري تأتي من مصادر وتخصصات مختلفة ومتعددة تشمل العلوم الطبية الأساسية غير السريرية بالإضافة الى الادلة من البحوث السريرية والخبرة المتراكمة ومن المهم جدا على الأطباء دمج المعرفة من العلوم الطبية الأساسية في اتخاذ القرارات للوصول للسبب. ان استخدام الاستقراء في التفكير السريري مطلوب لدمج جميع اشكال المعرفة والتجارب لتحديد أفضل مسار سريري يلائم حالة المريض الفردية.

---

83 Sox HC, Blatt MA, Higgins MC, M. K. (1988) *Medical Decision Making.* Boston: Butterworth-Heinemann.
84 Howson C, U. P. (1989) *Scientific Reasoning: The Bayesian Approach.* La Salle IL: Open Court.

وكما نرى فان استخدام المنهج الاستقرائي في التعليم الطبي يحتاج دون شك الى امتلاك الطالب المتعلّم للكثير من المعلومات ومن مصادر كثيرة كالعلوم الطبية الأساسية ومن بينها العلوم الطبية السلوكية ومقدمات العلوم السريرية والبحوث والخبرة لكي يستطيع اجادة استخدام المنهج الاستقرائي للوصول للمرض (السبب) وهذا ما لايملكه في السنوات الثلاث الأولى من دراسته. وهذا عكس المنهج الاستنتاجي فعند انطلاقه من مرض الملاريا وهو (الكل-السبب) سينطلق الطالب المبتدئ وفي سنواته الاولى لتعلّم الكثير مما له علاقة بذلك المرض وبعد ان يقضي سنوات لتعلّم ذلك ينتقل لاستخدام المنهج الاستقرائي اثناء السنوات السريرية مبتدئا من الشكوى المرضية والمضي وفق خرائط طريق معتمدة تقوده من الشكوى نحو التشخيص التفريقي ونحو التشخيص الدقيق وخيارات العلاج وبشكل مشابه لما يقوم به الطبيب الخبير في ذلك فيتعلّم الخبرة على أحسن حالاتها بعد أن تعلّم واكتسب مهارات التعلم الذاتي والإستقصاء والبحث (Inquiry) في السنوات الأولى.

من الخطأ محاكاة طلبة الطب في الجامعات الاميركية على وجه الخصوص حيث ان هؤلاء يُقبلون بالدراسة بعد حصولهم على شهادة البكالوريوس في العلوم بعد الثانوية ولذلك فهم ليسوا مبتدئين بمعنى الكلمة ولذلك ترى الكثير من الكليات تبدأ بالمنهج الاستقرائي ويستخدمونه مع الحالات المرضية (CBL). ويستحسن في العراق البدء بالمنهج الاستنتاجي (PBL) في السنوات الثلاث الاولى لتعلم ما يفيد من العلوم الأساسية والحصول على ممارسة استخدامها لحل المشاكل الطبية من ثم الدخول باستخدام المنهج الاستقرائي (CBL) في السنين السريرية. يلاقي الطالب المبتدئ في بداية دراسته صعوبات جمّة في التعلّم الاستقرائي من دون ان تكون له معرفة طبية تجريبية مسبقة وخبرة سابقة في التقصي ومن الممكن التأكد من ذلك من خلال اجراء بحوث واسعة في الكليات

المستخدمة للاستقراء في السنوات المبكرة للوقوف على تلك الصعوبات التي يلاقية الطالب مثل حالات الرسوب الكثيرة في سنوات البداية مقارنة بالسنوات اللاحقة وكثرة المعلومات بصيغة المعرفة المطلقة وقلة المعرفة التجريبية. وتتيح مثل هكذا دراسات الفرصة للوقوف على الاصلح من المناهج التي تؤدي الى نتائج ايجابية في حصول الخريج على القدرات المطلوبة.

يتبين ذلك بصورة واضحة بوجود دلالة احصائية عالية جدا (p<0.0001) في بحث حديث يقارن بين خريجي المنهج المبني على المشاكل بخريجي المناهج المبنية على المواضيع المنفصلة وكما مبين بالشكل رقم 7 ادناه.

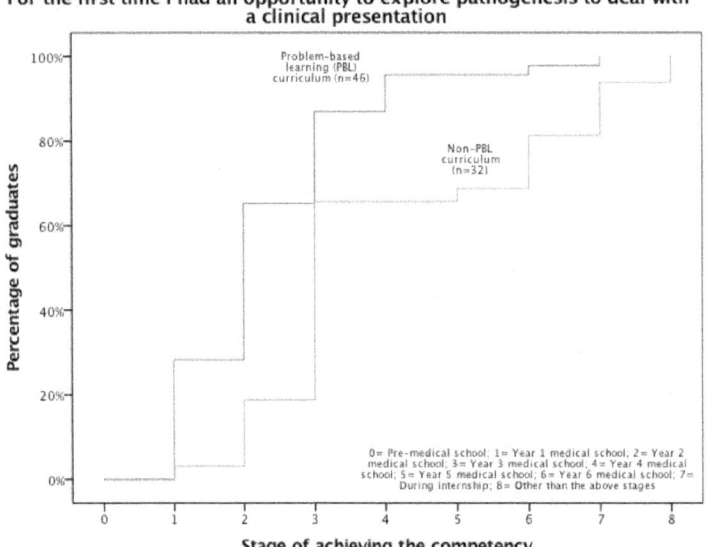

Stage of first time achieving the opportunity to act the competency to explore pathogenesis to deal with a clinical presentation among graduates of Iraqi medical schools (1995-2001) (χ^2=18.141, $p<0.0001$).

الشكل رقم 7: حصول الخريجين على قدرة استخدام عملية الإمراضية للتعامل مع الشكوى المرضية.

تم أخذ النتائج في الشكل رقم 7 من دراسة سينشر منها ملخص[85] وتم فيها تجميع اجابات تغذية راجعة عن اكتساب القدرات من خريجين من كليات طب عراقية ذات مناهج مختلفة وبلغ عددهم مايزيد على 500 خريج تخرجوا بين 1995 – 2001. ويبين المخطط في الشكل رقم (7) الفرق في الدراسة وفق المنهج الاول المبني على المشكلة (PBL) والمنهج الثاني وهو التقليدي المبني على المواضيع (Non-PBL) لخريجي 1995-2001. كان جمبع الطلبة قبل دخول الكلية متساوين في قدراتهم (صفر بالمئة) وكذلك وكما متوقع متساوين بعد اكمالهم التخصص والممارسة (نسبة تراكمية تصل الى ما يقارب مئة بالمئة). في نهاية الصف السادس (اي عند التخرج) وصلت النسبة التراكمية الى 98% لخريجي برنامج المنهج المبني على المشكلة مقابل77% من خريجي المنهج المبني على المواضيع. وقد اخترنا هنا أفضل النتائج (اقل فرق بين المنهجين) فيما يخص قدرة استخدام مكونات عملية الإمراضية (Pathogenesis) في التعامل مع الشكوى المرضية اثناء التدريب السريري. كما يمكن مقارنة النسبة بنهاية السنة الثانية فيبلغ الفرق بين النسبتين حدا كبيرا (64% مقابل 18%). ومن الواضح ان هناك فرق احصائي عالي بين النسبتين على مدى المراحل الدراسية مما يعني ان عددا كبيرا من الطلبة عند تخرجهم من المنهج التقليدي لم يحصلوا على القدرة اللازمة والواجب توفرها في الخريج. وهذا ليس بأمر غريب اذ ان الطالب يكتسب من النشاطات الدراسية التي تتوفر له في المنهج المبني على المشكلة عددا أكبر من القدرات مضافا الى ذلك انه يمارس هذه القدرات المختلفة اثناء الدراسة وكجزء من عملية تنفيذ هذا المنهج (الشكل رقم 8 ادناه).

---

[85] Mustafa, O & Alsheikh, G. (2018) 'Scientific inquiry in undergraduate medical education', *In press.*

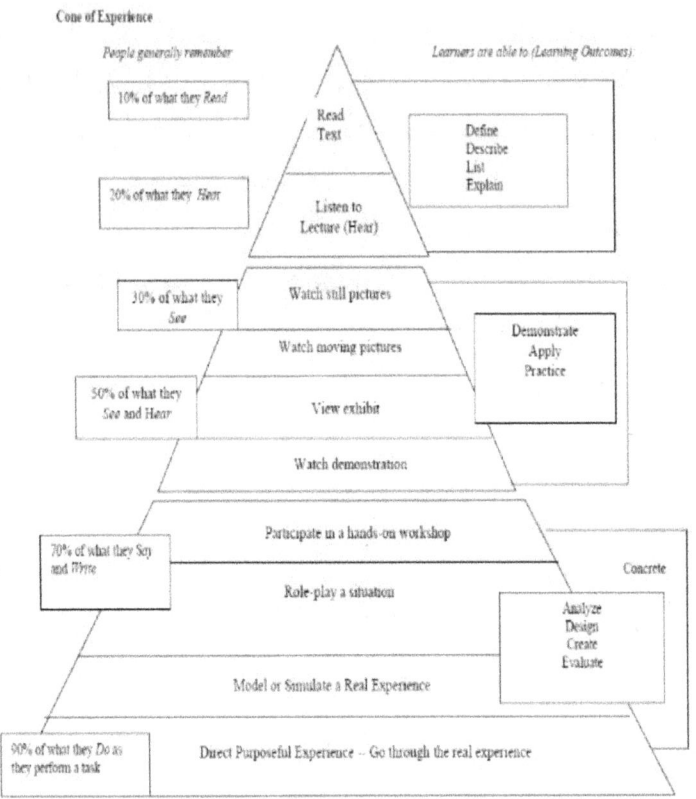

الشكل رقم 8: القدرات المكتسبة من خلال طرق التعلّم الفعّالة.

تحليل معايير
الإعتماد العراقية

11 تحليل معايير الإعتماد العراقية

كما أكدنا في بداية هذا الكتاب عند التطرق لأدوات المقارنة بين مناهج الكليات على ضرورة استخدام المعايير المطلوب من الكليات تحقيقها لغرض الحصول على الإعتماد بغرض اختيار وصياغة المنهج المناسب والذي يلبي هذه المعايير. وتتضمن هذه المعايير عددا كبيرا ينشئ شروط الجودة لكل مناحي الحياة في الكليات. وما يخصنا هنا هي المعايير الخاصة بالمنهج الدراسي المستخدم والملبي لهذه الاشتراطات والمواصفات. وهذه المعايير مذكورة جميعها كما معروف، في الدليل العراقي لإعتماد الكليات[86].

يهدف تحليل المعايير الخاصة بالمنهج الى استنباط الاستراتيجيات التعليمية الواجب اتباعها لغرض استيفاء متطلبات هذه المعايير وبالتالي استيفاء جزء مهم من متطلبات الإعتماد. ولهذه المتطلبات صبغة استراتيجية بعيدة المدى سيكون من الصعوبة تغييرها بعد تغيير المنهج ان لم تكن تتماشى مع تلك المتطلبات ولا ينفع معها الترقيع. ويتطلب الامر هنا، ان نجري لهذه المعايير تحليلا دقيقا للوصول الى توصيات مفهومة من قبل متخذي القرار في تغيير المنهج ومن خلال تحديد خيارات الاستراتيجيات التعليمية التي تضمن فيما بعد استيفاء وتحقيق متطلبات هذه المعايير عند اجراء عملية إعتماد الكلية. فعلى سبيل المثال، نجد القدرات التي تجعل من الخريج "متعلم مدى الحياة". وهذه القدرة/القدرات يتم التأكيد عليها في كل الوثائق والمعايير وتتكرر دائما في رؤية ورسالة عدد كبير من الكليات. فدعونا نسأل ما هي الاستراتيجيات

---

[86] National Council for Accreditation of Medical Colleges. (2016) *Iraqi National Standard for Accreditation of Medical Colleges.* See: https://goo.gl/nGp22G

التعليمية التي يمكن ان توفر للطالب الفرص للحصول على هذه القدرة؟ هل يمكن تحقيق ذلك من خلال المحاضرات والوعظ ولعب دور القدوة مثلا؟ او من خلال جلسات مختبرية او من خلال السيمنارات والتدريس بالمجاميع الكبيرة او الصغيرة؟ هل يمكن تحقيق ذلك من خلال استراتيجية التدريس ام استراتيجية التعلّم، وبنفس الطريقة، يتم تحليل المعايير وفيما بعد القدرات الاخرى لكي نصل الى قائمة من الاستراتيجيات التعليمية التي تتيح للمنهج الذي تختاره الكلية ان يلبي متطلبات المعايير والإعتماد.

يتبع ذلك استخلاص وتوحيد الخيارات الاستراتيجية واختيار الملائمة منها والتي يمكن اتباعها لتحقيق المعايير. وتتضمن المرحلة التالية لذلك، وبعد تحليل قدرات الخريج، ايجاد كيفية لتنظيم محتوى مختلف للمناهج الدراسية على مدى 6 سنوات لضمان الاستفادة من استراتيجية تعليمية محددة في تنظيم واقعي ومناسب يحاكي ادوار الأطباء وبيئة ممارستهم عند التخرج. ومن المهم جدا ان يتفق هذا النهج والعمل المنهجي مع جميع عناصر الاستراتيجيات المختارة وليس اختيار اجزاء وترك اجزاء منها (Piecemeal). كما بيّنا سابقا فان المنهج منظومة كاملة ذات مكونات متكاملة، يُكمّل عملُ كل مكون عملَ المكونات الاخرى وبالتالي عمل المنظومة بأكملها. فمنظومة الجهاز الهضمي مثلا ستختل ولا يحقق اهداف وظائفه إذا اخذنا بأجهزته وتركنا جهازا مثل المعدة على سبيل المثال. إذا أردنا لمنظومة (نظام) ان تعمل كما مفترض فعلينا اما الاخذ بها كاملةً او تركها كاملا والبحث عن غيرها أو صياغة بديل نتحمل نحن نتائجه.

السؤال المهم ماذا وكيف واين نبدأ؟ اولا، المطلوب في هذه المرحلة هو الاتفاق بشكل جماعي على كيفية تنفيذ التدابير المنهجية

لتعكس الاهداف والغايات المنصوص عليها في الدليل العراقي للمعايير وبطريقة تؤدي الى تحقيق المعايير وكذلك تحقق قدرات المتخرج كما موصوفة في الوثائق المقرة من قبل الكلية.

يتطلب العمل تحليل كل معيار من المعايير المتعلقة بالبرنامج التعليمي بعناية، ومَعرفة كيفية تغيير المناهج الدراسية القائمة للاستجابة بفعّالية لكل من هذه المعايير. ولهذه الغاية سنتناول بعض الامثلة هنا ولبعض المعايير المختارة وكما منصوص في الدليل العراقي وكما يتعلق بتصميم المنهاج لجعله يستجيب للمعايير والمخرجات.

ان تصميم المناهج الدراسية بدون النظر بتمعن وتحديد المعايير وتحليلها واستخدام الاستراتيجيات التعليمية المستنتجة في التصميم وبدون تحليل مخرجات هذه المناهج الى المعلومات والمهارات والسلوك عند الخريج و جعل تلكم المخرجات الاساس الذي يشكل محتوى ذلك التصميم، سيقود ذلك التصميم الى انتاج أطباء من ذوي الكفاءات الجيدة او السيئة ولكن بالتأكيد ليس وفق المعايير المنصوص عليها للإعتماد وليس وفق المخرجات او القدرات التي نتوقع خريجنا ان يكون حاصلا عليها لسد متطلبات الممارسة. وهذه مغامرة خطيرة تحتاج جميع الكليات الى تجنبها ما دام هناك تصميم أفضل يلبي ما نطمح الية.

بالإمكان استشارة كليات الطب العراقية للكليات الداخلة في شراكة معها من المملكة المتحدة او من الولايات المتحدة الامريكية للتعاون في دعم تطوير وتصميم منهج الكلية العراقية الشريكة وفق الطريقة ذاتها التي صُمّمت بها المناهج الدراسية الخاصة بهم في بلدانهم (UK or USA) عندما تحول هذه الكليات البريطانية او الأميركية من المنهج التقليدي الى المنهج المبتكر والعمل على أن يكون المنهج الجديد (المبتكر) في الكلية العراقية ملبياً للمعايير العراقية وللمخرجات المطلوبة

لتلبية حاجات النظام الصحي الوطني وخاصة حاجات المجتمع العراقي اضافة الى الاستفادة من المعايير والمخرجات العالمية. ان اخذ منهج من تلك الكليات الأجنبية وتطبيقه بحذافيره يمثل عملية غير مقبولة للفروق الهائلة بين النظام الصحي المطبق في العراق والمطبق في كل من بريطانيا وأميركا. فعلى سبيل المثال، هل بإمكان النظام الصحي العراقي تقبل طبيب درس وفق وجود فرص منهجية اختيارية كثيرة (elective courses) مثل ما موجود في الدول الغربية؟ tهل بإمكان متطلبات الممارسة لدينا، مثلا تخريج طبيب بدون دراسته مادة العيون او مادة الحنجرة او مادة الكسور...الخ؟ فهذا التوجه في وجود مناهج اختيارية لا يتوافق كذلك مع متطلبات طبيب الرعاية الصحية الاولية والذي يشكل أساس النظام الصحي الوطني. وبدون ان نحدد محتوى المنهج الأساسي الذي يجب ان يدرسه جميع الطلبة (Core Curriculum). المفترض تبني الاستراتيجيات التعليمية وطرق التدريس والتعلّم ومتطلباتها ووضع مكونات المنهج وفق ذلك من خلال تحليل المعايير للوصول الى المحتوى الذي يلبي الحاجات المجتمعية المحلية والمتطلبات العالمية.

لنأخذ امثلة من معايير الإعتماد لكليات الطب العراقية[87] ونحللها.

المعيار الاول هو برقم 2-1-2 ونصه "يجب ان يكون للخريج أساس مناسب يُحضّره ليس فقط للعمل عند التخرج كطبيب ولكن لمتابعة "التعلّم مدى الحياة" واستعداده للخوض في المزيد من التدريب."

لو أردنا ان نحلل هذا المعيار، وهو واحد من معايير كثيرة، فأننا نجد ان ما مذكور هنا في النص يمثل امرا حاسما في تصميم اساليب التعليم

---

[87] National Council for Accreditation of Medical Colleges. (2016) Ibid.

والتعلّم ويشمل ببساطة كيفية تدريب الطالب ومن خلال طريقة تتيح له ممارسة ما يلي اثناء مفردات المنهج لكي يكون الطالب قادرا على:

1. تقييم الذات المتكرر (اليومي) لاكتشاف الثغرات وأوجه القصور في معلوماته ومهاراته وسلوكه.

2. ان يستجيب الطالب لهذا التقييم الذاتي لوجود "حاجة" لذلك يخلقها له المنهج وقيادته نحو الذهاب لتقييم الذات.

3. وجود دوافع اخرى تعزز الحاجة مثل دخول هذه القدرة في ميزان امتحانات الطالب والتي عادة ما تكون مكررة لتثبيت التعلّم الحاصل.

4. قبوله لنتيجة تقييمه (بانه يفتقر في هذه المجالات المذكورة اعلاه).

5. استعداده للسعي والتقصي للحصول على مزيد من المعرفة والمهارات والمواقف من مصادر مختلفة لسد تلك الثغرات وأوجه القصور.

6. ممارسته لتلك الخطوات اعلاه (وغيرها) من خلال وجود فرص منهجية كثيرة متاحة له وبصورة متكررة وكذلك وجود تقييم مكرر له يقيمه على ذلك النشاط (مثلا التقييم الذاتي ولأعضاء مجموعة المناقشة كما سيرد ذكره لاحقا). يشمل التقييم المهارات والسلوك وعدم التركيز على المعلومات فقط لان قدرة التعلّم الذاتي تتكون من المعلومات والمهارات والسلوك وكأي قدرة اخرى وهي مذكورة نصا في وثيقة المخرجات لكي يؤخذ بها عند تصميم محتوى المنهج[88].

---

[88] Eva, K, Cunnington, J, Reiter, H, Keane, D & Norman, G. (2004) 'How can I know what I don't know? Poor self-assessment in a well-defined domain.', *Advances in Health Sciences Education*, 9(3), pp. 211–224.

تحتاج الكلية اثناء عملية الإعتماد ان تكون الكلية قادرة على تأشير وتبيان الاجزاء من المناهج الدراسية وتفاصيلها التي تتيح فرص للطالب لممارسة الخطوات اعلاه لجعله قادرا على القيام بقدرة التعلّم الذاتي وكما موصوف في اعلاه. وبالطبع فان الحاجة الى وجود فرص منهجية للطالب لتعلم القدرة من خلال ممارستها وبصورة متكررة مع تقييمه على ذلك لكي يُحدِث هذا التدريب التغيرَ الدائم في معلومات ومهارات وسلوك الطالب. وكما تم شرحه في الكتاب، يمكن تحقيق ذلك في استخدام التعلّم النشط الايجابي كالتعلّم في المجموعات الصغيرة المنظم "Structured" حول موضوع ذي مغزى وعلاقة بمنهاج الفترة او الاسبوع (مثل الحالة او المشكلة) مع التقييم وإعداد التقارير التي يقيّم الطالب عليها كذلك.

لذلك نستخلص من تحليل هذا المعيار ان الاستراتيجيات التعليمية التي تتيح انتاج هذه القدرة (التعلّم الذاتي مدى الحياة) يجب ان تتبنى: المنهج الاستقصائي (Inquiry) بأنواعه كالمنهج "المبني على المشكلة Problem-Based" (ويختلف هذا عن جلسات منفصلة تستخدم فيها "تقنية حل المشاكل-Problem-Solving" وكاستخدام طريقة "التعلّم بالمجاميع الصغيرة-Small-Group-Learning" (وهذا يختلف كذلك عن "التدريس بالمجاميع الصغيرة Small-Group-Teaching") ويتطلب استخدام تقييم منهجي لفحص وقياس التدريب على قدرة التعلّم الذاتي[89]، [90]، [91].

---

[89] Aldujaily AA, Allan AI, A.-S. G. (1998) 'Students' Self-Assessment as an integral part of the curriculum in Tikrit University College of Medicine.', *Medical Journal of Tikrit University*, 4, pp. 65–68. See: https://goo.gl/MBLLJG.

[90] Alsheikh, G. Y. M., Allan, A. I. M. and Sulaiman, N. D. (1999) 'Development of student's self reliance and decision making during study in Tikrit University College of Medicine.', *Medical Journal of Tikrit University*, 5, pp. 117–122. doi: 10.13140/RG.2.1.3375.3042. https://goo.gl/EGT4zM

[91] Eva, K, Cunnington, J, Reiter, H, Keane, D & Norman, G. (2004) 'How can I know what I don't know? Poor self-assessment in a well-defined domain.',

نعود لتحليل مثال اخر لمعايير الإعتماد وهو المعيار رقم 2-1-3 والذي ينص على انه: **"يجب التركيز على المبادئ والمواقف والقيم في الممارسة الطبية، وليس الاكتفاء بالحصول على كم من المعرفة الحديثة او قائمة شاملة من المهارات السريرية."**

ويعني هذا ببساطة ان المبادئ والمواقف يُقصد بها السلوك الواجب تغييره في الطالب وتطويعه وفق متطلبات المهنة. ويبدو ان مهمة المنهج في التدريب الهادف لتطوير السلوك المهني لدى الطالب هو الأكثر صعوبة، وبالتالي فهو الجدير بالتركيز عليه لأنه الأكثر أهمية لضمان تحقيقه بالمقارنة مع اكتساب المعرفة او المهارات السريرية. انه التحدي الذي يجب ان يواجهه اي منهج ويهدف الى تحقيقه أكثر من تضمينه فقط في رؤية الكلية ورسالتها فيصبح كلاما بدون تطبيق.

ولا يخفى على الجميع ان تقييم الطالب (الامتحانات بكل انواعها) يعتبر "عنق الزجاجة" للعملية التعليمية حيث تمر بهذا العنق جميع مكونات المناهج الدراسية. وتتأتّى صعوبة تقييم السلوك من حقيقة ان تغيير السلوك لا يتم البتة من خلال المحاضرات والوعظ وحتى لعب دور القدوة بمفرده وانما يحتاج لطرق تدريب اخرى أكثر فاعلية لإحداث هكذا تغيير ومراقبة التغيير اولا بأول من خلال قياس درجات التغيير. من البديهي ان أفضل طرق التدريب هي اعطاء الفرص، في المنهج، للمتدرب لان يمارس هذا السلوك المنشود ويقيَّم عليه اولا باول ليشعر بأهميته في تحصيله الدراسي والتدريبي ويقتنع بفوائده. واي منهج لا يتضمن هكذا فرص متكررة اثناء سنوات الدراسة سيصاحبه الشك في احداث التغيير المنشود.

Advances in Health Sciences Education, 9(3), pp. 211–224.

ولكن كيف نخلق هكذا فرص في المنهج تكون متكررة ويتم قياسها في الوقت ذاته؟ بالطبع هناك العديد من الطرق الفعّالة لإحداث ذلك التغيير يبدا بدور الاستاذ وادارة الكلية كقدوة للطلبة في سلوكهم المهني وتعاملهم مع المرضى ومع الطالب وما بينهم وبين الاخرين...الخ. ولكن تبقى المشكلة قائمة في قياس التأثير لمثل هذه الادوار القدوة على الطلبة لكونها غير قابلة للقياس وعدم وجود طريقة لجعل جميع الاساتذة بنفس الدرجة من التميّز كقدوة والاصعب كيف نقيس ان الطالب قد اكتسب شيئا من ذلك؟ وفوق كل تلك الصعاب فان "القدوة" بدلالة تعريفها تدل على الندرة والطابع الشخصي.

ان التعليم الطبي الحديث قد اهتدى الى طرق تدريب فعّالة وقابلة للقياس من خلال الامتحانات المحدثة. لنأخذ مثالا يسهل تطبيقه في اي منهج إذا تم إعتماده ضمن متطلبات ذلك المنهج وضمن كل مكونات المنهج ومن قبل كل الفروع وكل الوحدات الدراسية. والطريقة هي تدريب الطالب باستخدام ما يعرف بـ"قوائم التدقيق" (Checklist) المفصلة لغرض التدريب على اي ممارسة مهنية وتتطلب سلوك مهني مطلوب. وكما ذكرنا فان هذه القوائم يجب ان يستخدمها كل المدربين وبدون استثناء اثناء اي تدريب وابتداء بمختبر المهارة في السنوات الاولى واستمرارا بالتدريب السريري على المرضى وافراد المجتمع. وبالطبع فان القوائم ذاتها يجب الإعتماد عليها لأغراض تقييم الطالب على ادائه الممارسة المطلوبة. ولذلك يجب ان تكون هذه القوائم مشاعة بين المدربين والطلبة على حد السواء وان لا تعتبر من الوثائق السرية وكأنها سؤال امتحاني. فما دام مخطط المنهج قرر ان يتدرب الطالب وفق الخطوات الواردة في القائمة الخاصة بذلك التدريب، يجب ان تكون القوائم متوفرة للطالب لكي يستخدمها في تدريبه كجزء من التعلّم الذاتي وكذلك يستخدمها في امتحاناته. وكلما زاد تكراره في استخدامها كلما زاد تأثيرها فيه محدثةً تعلما لديه شبه دائم ومن ثم الى تحوّل دائم.

ولنأخذ كذلك مثالاً مبسطاً لقائمة تدقيق لتدريب الطالب وكذلك لامتحانه لتعلم قيامه بإحدى أكثر القدرات تكرارا في حياة الطبيب وهي قياس ضغط الدم. مإذا نتوقع من الطبيب عند قياسه ضغط اي منا؟ نضع المتطلبات وفق تسلسل حدوثها من الشروع بالقياس الى الانتهاء منه. ونرتب هذه المتطلبات او الخطوات بالتسلسل ونضع امام كل منها مقياس بسيط لتدقيق استيفاء الطالب المتدرب خطوة وتكون مثلا على مقياس ثلاثي: يمنح صفر (لم يحاول القيام بالخطوة) ودرجة واحدة (قام الطالب بإجراء الخطوة جزئيا) واخيرا درجتين (اجراها كاملة). انظر الى صورة نموذج لقائمة التدقيق في ادناه (الشكل رقم 9).

Nr	Item	Assessment (check only one)			note
		Not done	Part. done	Fully Done	
1	Welcome patient with a smile				
2	Introduce yourself				
3	Assure patient				
4	Explain procedure				
5	Ask if patient prefers any arm				
6	Help patient to appropriate position				
7	Procedure step by step				
8	Procedure step by step				
9	Procedure step by step				
10	Procedure step by step				
11	Procedure step by step				
12	Procedure step by step				
13	Document reading				
14	Explain reading to patient and need for follow up if needed				
15	Thank patient with a smile.				

الشكل رقم 9: نموذج قائمة تدقيق للتدريب والتقييم لقياس ضغط الدم متضمنة مهارات سلوكية.

ولو نظرنا الى خطوات قياس الضغط المذكورة في النموذج المبسط سنرى انها تحتوي على المهارات وعلى السلوك المهني والتعامل ولا يفترض ان تحتوي على اي جزء يتطلب من المتدرب الاجابة بمعلومات. ويتم الامتحان وفق هذه القوائم العملية في محطات امتحانية او حالات

سريرية قصيرة...الخ. وفيما يخص موضوعنا هنا، فإننا نستطيع ان نضيف ما نراه ضروريا من الخطوات التي تُدرّب الطالب على المهارات السلوكية عند التعامل مع المريض. ويمكننا كذلك تحديد عدد المهارات السلوكية التي ندرب الطالب عليها وفق تدرجه بالتدريب وان نضيف اليه ما نعتقد انه ضروريا لغرض الممارسة الطبية الصحيحة. ورغم بساطة هذه الخطوات ذات البُعد السلوكي فقد وجدنا من التجربة انها تترك اثرا دائما على تصرفات الطالب المهنية لأنه يتدرب على السلوك المهني ويقيّم ويمتحن على اساس ذلك السلوك منذ بداية تعرفه على المهارات السريرية وتبقى (حتى ابتسامته) ملازمة للممارسة بعد تخرجه. وبالطبع بإمكان الكلية ومن خلال فرق العمل في الفروع المختلفة صياغة إعداد كثيرة من قوائم التدقيق لاي قدرة او مهارة لاستخدامها في التدريب وفي الامتحانات على حد السواء. وبالإمكان ايضا قيام مقيمين اثنين بوضع الدرجات، كل على حدة، اثناء الامتحانات لتقليص الفوارق الذاتية (اللاموضوعية) عند المقيّمين.

ولو اخذنا معيارا اخر، ويحمل رقم 2-4-7 والذي ينص على: "يجب ان يكون تدريس العلوم الطبية الأساسية ذات صلة بالأهداف العامة للكلية، ويجب ان تكون هذه الأهمية واضحة للأساتذة وللطلاب وبالتالي، يجب ان تُوضّح تدريسات هذه العلوم أهمية المبادئ التي يتم تدريسها هي بهدف فهم الصحة والمرض، على مستوى الفرد والمجتمع."

ان الهدف العام للكلية مهما اختلفت المناهج هو لتخريج ممارس مختص وليس خبير في اي من الموضوعات او التخصصات. لذلك فان اي شيء يتعلمه في الكلية يجب ان يكون جزءا وتعزيزا لتطبيق الممارسة السريرية. لذلك، ووفق هذا المعيار، يجب ان يكون التعلّم في العلوم الطبية الأساسية متكاملا راسيا مع الممارسة السريرية وفي وقت مبكر من السنة

الاولى. وبما ان التعلّم لا يُدرّس من خلال التدريس النظري والشرح[92]، فانه يحتاج الى أكثر من التدريس التقليدي. يجب ان يكون تكامل العلوم الأساسية مع السريرية على مستوى التعلّم (مستوى فهم الطالب) وليس فقط على مستوى التدريس. ولذلك يتطلب ان يكون التكامل ليس فقط بتكامل انشطة التدريسات وانما يتعداه لكي يُبنى حول محور ذي مغزى وهدف يجمع بين الاجزاء المتكاملة ليعبر مستوى التدريس فتكون نتيجته متكاملة اي يصل الى مستوى التعلّم. المحور الأكثر شهرة حتى الان هو المشاكل السريرية او الحالات او الشكاوى المرضية. ولذلك الغرض من التكامل يتحتم تكامل تقييم الطلاب ايضا على مستوى المشاكل والحالات اي على مستوى النتيجة (التعلّم) وليس على مستوى الوسيلة (التدريس). ولا يمكن تحقيق ذلك الا من خلال تقييم الاهداف التعلّمية (Learning objectives) وليس وفق كل جزء من اجزاء التدريسات التكاملية. وهذا امرٌ ذو أهمية محورية. ومن المحزن ان يُفهَم التكامل بانه مجرد الجمع بين التدريسات مثل المحاضرات للمجاميع الكبيرة والتدريسات للمجاميع المصغرة في العلوم الطبية الأساسية معا في وحدات منفصلة تخص الجهاز الهضمي مثلا مع اضافة محاضرات او أكثر من المحاضرات السريرية ويصاحبه ارسال الطلبة لمشاهدة المرضى وفحصهم. وهو ما لا يمكن ان يكون المقصود بالتكامل في وقتنا الحالي. يجب ان يندفع الطالب لتعلّم العلوم الأساسية بناءا على شعورهم بحاجتهم لهذه العلوم ليتمكنوا من اتمام دراستهم بفهم وحل مشكلة سريرية وهذا يعني عدم تمكنهم حلّها بدون تلك العلوم ووفق المنهج وتقييمهم وبدونها لا تكتمل دراستهم لتلك الفترة الدراسية.

---

92 Ackoff, RL, & Greenberg, D. (2008) *Turning learning right side up: Putting education back on track.* New Jersey: Pearson Education Inc.

وبعد هذه الامثلة الثلاثة من المعايير فإننا وبعد اتمام تحليل جميع المعايير ذات العلاقة بالمنهج والبالغ عددها (26) معيارا مهما سنكون قد تيقّنا من الاستراتيجيات التعليمية وطرق التدريس وجميع اوصاف المنهج المطلوب تبنية لغرض استيفاء متطلبات هذه المعايير وحصول الكلية على الإعتماد بقدر تعلق الامر بالمنهج على الاقل.

تحليل

مخرجات التعليم المتبناة

في الكلية

12 تحليل مخرجات التعليم في الكلية

من البديهي ان الدراسـة في الكلية تهيئ الطالب لكي يتخرج بعد ان يحصـل على معلومات ومهارات وسـلوكيات مهنية تجعل منه طبيبا قـادرا على القيـام بـالأدوار المطلوب منـه القيـام بهـا كطبيـب فور تخرجـه وبدرجة من الكفاءة. كما تؤهله لكي يكون راغبا وقادرا على ان يواصـل تعلّمه وتطوير قدراته المسـتمر طيلة حياته المهنية. ومنذ 2010 تمت إضـافة متطلب جديد ومهم جدا. حيث بيّنت البحوث وجود ضـعف في قدرات الطبيب على ان يكون مؤثراً في تطوير الأنظمة الصـحية التي يعمل بعدها. ولذلك تمت إضـافة متطلب وهو: ان تسـتطيع الكليات تخريج الطبيـب القـادر على إحـداث تغيير تطويري في الأنظمـة والمجـالات التي يعمـل بهـا وأن يكون لـه دور مؤثر كعـامـل لتغيير الواقع الصـحي نحو الأفضـل (Change agent)[93]. ولكي يتحقق ذلك على الطالب عند تخرجه أن يسـتطيع أن يبرهن أنه بالفعل قد حصـل على مسـتوى محدد من القدرات في المعلومات وتطبيقاتها وفي المهارات وفي السـلوك وعادة ما تسـمى الان بعدة تسـميات ولكن أكثرها شـيوعا هي "مخرجات التعليم او قدرات المتخرج" (Graduate Outcomes) وكانت سـابقا في السـبعينات والثـمـانينـات تعـرف بـالكـفـايـات الـوظـيفـيـة او المُثـلى (Optimal Competencies).

لقد أصبح الان، ومنذ فترة طويلة نوعا ما في العالم، لزاماً على كل كلية او عادة ما يكون لزاماً على مجالس الإعتماد الوطنية ان تصف للكليات في ذلك البلد ويتفق الجميع على وثيقة تفصّل هذه المخرجات او القدرات.

---

[93] Frenk, J, Chen, L, Bhutta, ZA, Cohen, J, Crisp, N, et al. (2011) *Health Professionals for a New Century: Transforming education to strengthen health systems in an interdependent world*. Cambridge MA: Harvard University Press.

ويتطلب من جميع الكليات، وكجزء من معايير الإعتماد، الالتزام بهذه المخرجات من خلال تصميم منهجها الدراسي لكي تتيح للطالب الحصول على هذه المخرجات كشرط لتخرجه. وعلى مستوى العراق، فقد عقدت لجنة عمداء كليات الطب وبالتعاون مع منظمة الصحة العالمية اجتماع تخللته إقامة ورشة عمل وطنية في اربيل في شهر ايلول 2012 تمت خلالها مناقشة وثيقة اعدت بالاستناد الى وثائق مخرجات من دول عدة ومن بينها وثيقة المخرجات الصادرة عن المجلس الطبي العام في بريطانيا[94]، [95] ووافق عليها الحضور وكان بينهم عدد كبير من عمداء كليات الطب العراقية الا انه ومع الاسف لم يتم تفعيل اي اجراء للأخذ بالوثيقة وعكس مضمونها على المناهج في اي كلية من الكليات لحد الان. وقد ضمّنا هذا الكتاب نسخة من هذه الوثيقة في نهاية هذا الكتاب (الملحق -أ-) وكذلك نسخة من مخرجات مبنية على متطلبات المجلس الاميركي للتعليم الطبي (الملحق -ب-).

وتصف وثيقة المخرجات عددا من القدرات (Competencies) الواجب توفرها لدى الطالب اثناء الامتحانات النهائية للتخرج واعتبار ذلك شرطا لتخرجه. تم تنظيم المخرجات على ثلاثة مجالات توفر بمجموعها المتطلبات التي يجب على الطلبة اثبات امتلاكهم لها عند التخرج. والقدرات المتضمنة في كل مجال هي بالضرورة مترابطة مع بعضها لدى الخريج عند تخرجه. وتعتبر هذه القدرات من أهم الاهداف التي يسعى المنهج في الكلية لتحقيقها من خلال كل نشاطات الدراسة ويتم قياس فأعليه وكفاءة المنهج والكلية وفق تحقيق تلك القدرات. ولذلك فالوثيقة تمثل مرجعا مهما لإدارة الكلية وللفروع العلمية وبالخصوص لوحدة التعليم الطبي في الكلية في

---

[94] General Medical Council. (1993) *Tomorrow's Doctors*. See: https://goo.gl/o98J3W.

[95] GMC-UK (2015) *Outcomes for graduates*.
See: https://www.gmc-uk.org/education/undergraduate/undergrad_outcomes.asp.

متابعة وتقييم تنفيذ المنهج. كما لا يخفى كذلك أهميتها بالنسبة لأعمال المجلس الوطني لإعتماد كليات الطب كجزء مهم من متطلبات الإعتماد. لذلك تحتاج الكلية، إعتماد هكذا وثيقة اولا ومن ثم الى العمل على ربطها بأجزاء المنهج. اثناء عملية الإعتماد، يتوجب على الكلية توضيح كيفية تمكين برنامجها الدراسي (المنهج) لطلبتها وخريجيها من اكتساب هذه القدرات من خلال الدراسة في هذا المنهج. وبالطبع فان وجود هذه القدرات لاتحد من نشاط الكلية في تحقيق قدرات اضافية ولذلك لا تمنع اي كلية من الذهاب في سياق خاص بها لتمكين خريجيها لإظهار قدرات اضافية لتلك المحددة في الوثيقة وكجزء من التنافس نحو التميّز والريادة.

تغطي وثيقة "مواصفات الخريجين من كليات الطب العراقية" بشكل شامل المجالات الثلاثة الرئيسية في الحصول على خريج يكون:

(1) ممارسا للطب بفعاليّة وكفاءة

(2) وعالما يستخدم الأسلوب العلمي

(3) ومهنيا بتصرفاته

تم تحديد مجموعة مفصلة من القدرات العامة للخريجين من الكليات الطبية المختلفة في العراق منذ 2012 وكان المتوقع ان تناقش هذه الكليات من خلال فروعها واساتذتها هذه القدرات والاتفاق عليها وتبني صيغة منها تتناسب مع الاولويات والخصائص الوطنية للنظام الصحي الوطني وخصائص كل كلية. ولذلك يتوجب على كل كلية ان تتبنى الوثيقة بعد مناقشة مستفيضة من قبل جميع اصحاب المصلحة داخل الكلية وخارجها. وعلى وجه الخصوص، تحتاج الادارات الى دراسة العناصر التفصيلية للأدوار الثلاثة (المجالات) وتقرر وتوثق مسأهمة الادارة والفروع العلمية والوحدات في تحقيق هذه المكونات بشكل عام باتجاه تحقيق القدرات الموصوفة في الوثيقة وتمكين الطلبة من اظهار تمكنهم على تنفيذ هذه القدرات اثناء امتحانات التخرج. وفي مرحلة الإعداد، يتوجب على

الكليات اتخاذ التدابير المناسبة لإعادة تصميم جميع عناصر المناهج الدراسية للسماح بتحقيق هذه القدرات بشكل فعّال وتدريجي خلال سنوات الدراسة. وكجزء من عملية الإعتماد، يجب ان تكون كل كلية قادرة على ان تظهر بوضوح كيف يؤدي تنفيذ اجزاء وانشطة المنهج الدراسية المختلفة الى تحقيق القدرات التفصيلية.

يتطلب من كل كلية تشكيل فرق عمل لتحليل هذه القدرات بهدف تضمينها كمحتوى للنشاطات الدراسية المختلفة ووفق ما يلي:

1. تشكيل فريق عمل ضمن وحدة التعليم الطبي للإشراف على هذا العمل.

2. تحال الوثيقة الى الفروع العلمية لغرض تحليل كل قدرة الى ثلاثة مكونات:

   أ. المعلومات وتطبيقها والداخلة ضمن متطلبات القدرة.

   ب. المهارات العملية والسريرية الضروري ضمن متطلبات القدرة.

   ج. الموقف والسلوك المهني الواجب تزامن ممارسته عند أداء هذه القدرة.

3. يقوم كل فرع ببيان المكونات الثلاثة لكل قدرة بقدر علاقة الفرع بها ووفق محتوى التدريسات التي يغطيها الفرع خلال سنوات الدراسة سواء كان هو الفرع الوحيد المسؤول عن تدريس تلك القدرة او بالمشاركة مع فروع اخرى. يحدد كل فرع ما عليه من جزء ومن المحتمل جدا تكرار تدريب القدرة من قبل أكثر من فرع بقدر ما يخصه من اختصاص.

4. يُعِدُّ كل فرع جداول موسعة بكل المكونات لكل القدرات التي له علاقة بها ويتطلب قيام الفرع بتدريسها للطلبة لتمكينهم منها. (انظر النموذج في الشكل رقم 10 ادناه).

5. يؤشر كل فرع على كل مكون بالطريقة الأكثر فأعليه لتحقيقها لدى الطلبة (محاضرة او مناقشة او عملي او تدريب ميداني او سريري...) مع التركيز على الفرص في المنهج التي تتيح تعلم وممارسة القدرات.
6. يسأهم أكثر من فرع في التدريس لمكونات اي قدرة وفيما يخص تخصص الفرع.
7. تحديد فترة زمنية محددة للفروع لتقديم قوائمها وعدم ترك الامر مفتوحا بدون مواعيد.
8. متابعة وحدة التعليم الطبي والعمادة لأعمال الفروع وباستمرار لتسهيل هذه المهمة.
9. تقوم وحدة التعليم الطبي ولجنة تصميم المنهج بتوزيع مكونات القدرات على سنوات الدراسة وادخالها في محتوى التدريس لضمان حصول الطالب عليها خلال سنوات الدراسة.
10. اعطاء الاولوية في المنهج لتوفير فرص للطالب لتعلم القدرات من خلال الممارسة اثناء الدراسة ومن ابسطها ممارسة الكثير منها في المناقشات ومختبرات المهارات والعمل الميداني والتعلّم الذاتي بالإضافة بالطبع للتدريب السريري.
11. تصميم قوائم تدقيق يتم تنفيذها في تدريب الطلبة على القدرات وكذلك استخدام القوائم ذاتها في الامتحانات.

ولنأخذ الآن مثلا القدرة الاولى في وثيقة المخرجات لاتباع الطريقة ذاتها في تحليل القدرات الاخرى. فمما لا شك فيه ان مسؤولية تدريس هذه القدرة ستشارك فيها كل الفروع ويتكرر طيلة سنوات الدراسة. حيث تنص هذه القدرة على الاتي: **"يكون الخريج قادراً (يعني يمتلك القدرة) على تطبيق المبادئ والمعلومات والطرق التي تعلّمها في العلوم الطبيّة الأساسية، في الممارسة الطبية من خلال تمكّنه من.... الخ."** فمثل هذه القدرة وكما أسلفنا سيشارك فيها كل نشاط تدريسي او تعلّمي ومن قبل

كل الفروع سواء كانت أساسية ام مختبرية ام سريرية. كما ينسحب ذلك على الامتحانات حيث يجب تدريب الطالب ان يطبّق، في ميدان الممارسة الطبية، كلَّ ما يتعلّمه وهذا بالطبع أمرٌ واسع ومهم وليس بالسهل تفهّمه من قبل الجميع. ولكن هذا من جهة يعني بالضبط تنفيذ ما تكتبه الكليات في رؤيتها ورسالتها عن "تخريج طبيب كفوء وفعّال ويكون كذا وكذا.." فلا تتحقق هذه القدرة بدون منهج يتيح، فعلاً وبشكل مؤشَر وواضح في المنهج، للطالب فرصاً يمارس فيها تطبيق ما يتعلمه في فرص للممارسة الطبية حتى وإن تكون بشكل مناقشات او محاكاة في السنوات الأولى وتتحول تدريجيا الى ممارسة طبية حقيقية وتحت اشراف وبدون تلك الفرص وتلك الممارسة المكررة للطالب، تُصبح صيغُ رؤية الكلية ورسالتها نصوصاً فارغة من مضمونها وحبراً على ورق.

1-1 Function: The graduate will be able to apply to medical practice the principles, knowledge and methods learnt in basic medical sciences through ability to:				
Competency: (a) Relate and compare normal human structure and functions to common clinical presentations.				
Knowledge	Opportunity to apply knowledge	Skill	Attitude/behaviour	

الشكل رقم 10: نموذج استمارة (غير كاملة) لتحليل قدرات الخريج الى مكوناتها (المعلومات/المهارات/السلوك)

148

مقترحات الكليات

لمواصفات المنهج الأكفأ

13 مقترحات الكليات لمواصفات المنهج الأكفأ

أثناء ورشة تدريبية في التعليم الطبي عُقدت عام 2012 في أربيل، تمت استشارة ما يزيد على 50 من عمداء واساتذة 23 كلية طب في العراق حول ما يمكن أن يتوصلوا اليه من خلال مناقشات مجاميع منهم عما يعتقدونه مواصفات المنهج الامثل لكليات الطب العراقية. توصل الحضور واتفقوا على 36 صفة اقترحوا ان يتضمنها المنهج الامثل. وبعد ان جمعنا وصنفنا تلك المقترحات، تم التوصل الى التالي وكما وردت نصا من المجاميع:

1. في مجال صياغة الاهداف وتوصيف المخرجات التعليمية: اوصى المشاركون بضرورة تضمين التالي من المواصفات:

أ. التعرف على احتياجات وزارة الصحة وزارة التعليم العالي والجهات الأخرى اي تقييم احتياجات السوق لخريجي الكليات الطبية.

ب. النظر في البرامج الصحية لوزارة الصحة.

ت. تقييم المتطلبات اللازمة لتنفيذ وتقويم المنهج.

ث. النظر في توصيات منظمة الصحة العالمية بهذا الخصوص.

ج. دراسة وتضمين المشاكل الصحية ذات الأولوية غي البلد وغي المجتمع المحلي.

ح. دراسة وتضمين احتياجات نظام الرعاية الصحية الاولية.

خ. المنهج المبني على المخرجات او القدرات الوظيفية (Outcome-Based Competency).

د. صياغة واستخدام الاهداف التعليمية العامة والوسطية والتفصيلية.

ذ. التركيز على دور الطالب وليس المعلّم.

ر. التركيز على التعلّم وليس على التدريس.

ز. الخروج بالتدريب الى المجتمع وعدم حصره في المستشفى.

س. تعرض الطالب للعمل السريري المبكر.

ش. استخدام المشاكل السريرية والمجتمعية كوسيلة للبدء بالدراسة.

ص. التكامل بين مكونات الدراسة وربطها بالممارسة المستقبلية والموجهة للمجتمع.

2. وفيما يتعلق بطرق التدريس والتعلّم اقترح المشاركون ما يلي:

أ. التعلّم بواسطة المجموعة الصغيرة.

ب. تكون الساعات المخصصة للمختبرات والساعات السريرية أكثر من ساعات المحاضرات.

ت. التقليل من عدد المحاضرات الى عدد يتيح تقديم محاضرات في العناوين الرئيسية.

ث. تطوير المهارات السلوكية للطالب.

ج. تعليم يكون محوره المريض.

ح. التعلّم العميق من خلال المناقشات التعاونية.

خ. تكون المحاضرات والنشاطات الدراسية ذات علاقة بالأهداف.

د. التفكير ثم التفكير.

ذ. تقسيم الدراسة الى بلوكات او وحدات دراسية.

ر. استخدام المهارات التقنية والمعارف والاتصال.

3. وفي مجال طرق تقييم الطالب اقترح المشاركون ما يلي:

أ. استخدام نماذج جديدة لتقييم الطالب.

ب. تطوير نظم التقييم نحو التقييم الفعّال.

ت.   استخدام التغذية الراجعة.

ث.   استخدام طرق تقييم محدثة (Innovative).

4. وفيما يخص الموارد:

أ.   دعم وحدات التعليم الطبي كأولوية.

ب.   تطوير مختبر المهارات السريرية.

ت.   تطوير الكلية من خلال تطوير مهارات التدريس.

ث.   التوأمة مع كليات الطب المعتمدة.

ج.   استخدام تكنولوجيا المعلومات.

5. وفي مجال المتابعة والتقييم عند التنفيذ:

أ.   تطوير نظم تقييم فعّالة.

ب.   ردود الفعل والتغذية الراجعة.

ت.   الادارة المركزية للتقييم.

وكما يتبين من مراجعة هذه المقترحات فان معظمها يصب في الرغبة بتطوير المناهج بصورة كلية والميل كثيرا نحو اتباع المنهج الاستقصائي بأنواعه وهو الذي يتيح للطالب فرص التعلّم المعمق والتركيز على المهارات والسلوك المهني ومن خلال عمليات التقصي والبحث والتعلّم الذاتي.

153

صياغة

المنهج الأكفأ

لكلية الطب

ـ إعداد أطباء الغد في العراق ـ

14 صياغة المنهج الأكفأ لكلية الطب

منذ ان تم البدء باستخدام الطرق العلمية في تعليم الطب عام 1910 وكما تم شرحه سابقا، كانت ولازالت الفكرة في تطوير مناهج كليات الطب هي النجاح في <u>خلق تواصل بين المعرفة في العلوم الطبية الأساسية والعلوم الطبية قبل السريرية والمختبرية وبين الممارسة الطبية السريرية والصحية المجتمعية.</u> وبالطبع أصبح اليوم من الضرورة اضافة عدد من المتطلبات لذلك التواصل لتلبية حاجة الطالب لتعلّم كيف يحل المشاكل التي تصادفه مهما كانت جديدة عليه والتفكير النقدي (Critical Thinking) والإعتماد على النفس في التعلّم (التعلّم الذاتي) والعمل ضمن فرق بإيجابية وقيادة الفرق واجراء البحث والتطوير وامتلاك السلوك المهني الايجابي وما الى ذلك من متطلبات يحتاجها الخريج في مهنته وكما موصوفة في وثيقة مخرجات التعليم للكلية. وأصبح كل ذلك الان حاجة ضرورية لأي منهج بدلا مما كان سائدا في الاكتفاء بامتلاك الخريج ونبوغه في معرفة الحقائق والاوصاف واسباب الامراض وماهيتها ومقارنتها من خلال فحص تلك المعرفة في الامتحانات النظرية ذات الحصة العالية في الدرجات واعتبار ذلك ضمانة لاكتمال تدريب الطالب وتخرجه[96].

لذلك لازال التعليم الطبي يجابه مشكلة في تحديد اي من المعلومات والمهارات والمواقف والتصرفات المهنية التي يجب ان يتعلمها الطالب قبل ذهابه الى المرحلة السريرية وكيفية تعلمها ووفق أفضل وأكفأ طريقة لخلق ذلك التواصل بين هذه المعلومات والمرحلة السريرية وكذلك الحصول على القدرات المهارية والمهنية. ومن أهم ما

---

[96] Ludmerer, K. (1985) *Learning to heal: The development of American medical education.* New York: Basic Books.

يتوجب تضمينه في المنهج التوجه بجميع مكوناته الأساسية والسريرية المعلوماتية والمهارية والتصرفية نحو المجتمع ومكوناته وحاجاته. وبالرغم من اتفاق الجميع على تلك المتطلبات، الا اننا نرى من جراء ذلك تنوعا واسعا في اساليب صياغة المناهج لما قبل السنة الرابعة. واضافة لكل ذلك فيجب عدم ترك منهج السنوات الرابعة والخامسة معتمدا كليا على اساليب تركز على المحاضرات كمصدر للمعلومات السريرية النظرية وعلى التدريب من خلال المشاهدات في الردهات ووفق ما يتوفر من امراض وقت التدريب وبانعزال عن المجتمع وتجمعاته. ومن أهم سلبيات هكذا منهج، عدم وجود فرص للطالب لممارسة عملية التقصي وكيفية البدء بشكوى المريض وصولا الى التشخيص الاقرب للمرض المسبب ومن خلال نشاط نقاشي وممارسة التشخيص المجتمعي واستراتيجيات الرعاية الصحية الأولية ومن قبل جميع الأقسام وليس فقط قسم الصحة العامة. والاستمرار بذلك الأسلوب يعني وضع المنهج على أدنى سلم في الاستراتيجية الاخيرة في سلم اداة قياس جودة الاستراتيجيات التعليمية المار ذكره اعلاه فيما يخص التدريب السريري (Systematic Vs Opportunistic). والحد الادنى من الجودة وفق هذه الاداة يتمثل بالتدريب السريري المنتهز للفرص (Opportunistic) مقابل ان يكون التدريب يتم بانتظام ووفق منظومة (Systematic) تتيح للطالب الفرص لتغطية عدد أكبر من الامراض وفرص لممارسة التفكير النقدي ابتداء من الشكوى المرضية الى التشخيص وباستخدام العلوم الأساسية والمختبرية للوصول الى التشخيص الصحيح وليس التشخيص التخميني.

تبقى لدينا نقطة مهمة ينبغي الانتباه لها في هذا المجال. ايٌّ من الاساليب علينا استخدامها في بداية الدراسة (السنوات الثلاث الاولى) وكذلك ما نستخدمه بعد تلك الفترة وقبل سنة التطبيق المباشر (الستاجير) في السنة السادسة (اي فترة السنوات الرابعة والخامسة)؟ هل من الصحيح استخدام الأسلوب المبني على الشكوى المرضية والمنهج

الاستقرائي ام تأجيل ذلك حتى السنة الرابعة وبعد استخدام المنهج الاستنتاجي في السنوات الثلاث الاولى؟ وكما بيّنا سابقا، فان البحث يشير الى وجود "مخاطر" وصعوبات دراسية تهدد تعلم الطالب عند استخدام المنهج الاستقرائي من بداية الدراسة لعدم امتلاكه لأي معلومات عن العلوم الطبية الأساسية والمختبرية وكما سبق وان بيّنا ذلك. فالمنهج الاستقرائي يعتبر أفضل طريقة للاستدلال والوصول الى التشخيص الصحيح من نقطة البداية وهي الشكوى المرضية ويقوم هذا المنهج بنقل المهارات المستخدمة من قبل الطبيب الخبير الى المتدرب. ويدلنا البحث العلمي عن فوائد ذلك بان السير على الخطوات المحددة بين الشكوى والتشخيص التفريقي ومن ثم تشخيص الحالة باستخدام مخططات معروفة (Schemes) تأخذ بيد المتدرب الى الانتباه المباشر للمادة المهمة في الحالة المعروضة وليس الغوص في المهم وفي غير المهم وكذلك يُلقي مخطط كل حالة معروضة الضوء على العلاقات الموجودة بين الافكار المطروحة. والمهم في استخدام هذا المنهج هو ما يتطلب العمل بذلك المخطط استخدام المعلومات من ذاكرة المتدرب وهي معلومات ذات علاقة بالحالة وخصوصا ما يتعلق بها من العلوم الأساسية والمختبرية[97]. وهذا ما يفتقر الية الطالب عند تطبيق هذا النهج في السنوات الاولى من الدراسة. لذلك كنا اقترحنا في هذا الكتاب، ان تُقسم سنوات الدراسة الى ثلاثة اقسام:

- القسم الاول (السنوات الثلاث الاولى) باستخدام المنهج المبني على المشكلة والتكامل بين الأقسام كافة حول المشكلة.

---

[97] Lawton, J. (1977) 'The use of advance organizers in the learning and retention of logical operations and social studies concepts.', *Am Educ Res J*, 14, p. 25–43.

- القسم الثاني (السنتين الرابعة والخامسة) باستخدام المنهج المبني على الشكوى والحالة باستخدام تكامل العلوم الأساسية والرعاية الصحية الأولية والصحة العامة والتخصصات السريرية.

- القسم الثالث (السنة السادسة) التدريب السريري المباشر وفق مخرجات الخريج كافة وليس فقط ما يخص القدرات السريرية على أهميتها (ستاجير stagiaire وتعني المتدرب).

وقبل تفصيل محتويات الأقسام الثلاثة من الدراسة والتي قسمت حسب طرق التعلّم التي يتعلم الطالب من خلالها في هذه الأقسام الثلاث، ينبغي ذكر مجموعة من المحتويات الأساسية في المنهج والتي تصاحب الأقسام الثلاثة بشكل طولاني (longitudinal) أي امتدادها على مدى السنوات الدراسية الستة او كجزء تكاملي ضمن البلوكات. تتضمن هذه المحتويات المهمة فرشة من علوم الصحة العامة والرعاية الصحية الأولية وطب الأسرة تبدأ مع بداية الدراسة في السنة الأولى وتنتهي بانتهائها عند التخرج. يتعلم الطالب خلال هذه الفرشة المتكاملة مع كل أجزاء المنهج اما كجزء أساسي من البلوكات المختلفة وتُقيّم ضمن تقييمات البلوكات التداخلية/التكاملية ووفق الأهداف الدراسية لتلك البلوكات او ضمن وحدات طولانية من خلال التعلّم والتدريب والبحث المجتمعي الميداني للحصول على المعلومات والمهارات والسلوك ذات العلاقة. وقد تم تطبيق هكذا فرشة منهجية في كلية طب تكريت حيث تناغمت تكاملياً مع مواضيع البلوكات او ضمن المشاريع الطلابية للتدريب والبحث الميداني وكانت موزعة كالتالي:

1. السنة الأولى: 100 ساعة ضمن البلوكات
2. السنة الثانية: 24 ساعة ضمن البلوكات و150 ساعة مشاريع ميدانية
3. السنة الثالثة: 21 ساعة ضمن البلوكات و150 ساعة مشاريع ميدانية

160

4. السنة الرابعة: 126 ساعة ضمن البلوكات و150 ساعة مشاريع ميدانية
5. السنة الخامسة: 52 ساعة ضمن البلوكات و90 ساعة مشاريع ميدانية
6. السنة السادسة: 40 ساعة ضمن البلوكات

وتشكل هذه الساعات التي ساهمت بتغطية الرعاية الصحية الأولية والصحة العامة بنسبة تزيد على 25% من الساعات الدراسية الكلية في السنوات الستة. وهذا المثال مما كان مطبق في منهج كلية طب تكريت وتم نشره مع مزيد من التفاصيل حول تكامل مواضيع الرعاية الصحية وتداخلها ضمن المنهج في دراسة نشرت عام 1999[98].

1-14 القسم الاول من الدراسة في الكلية

يغطي القسم الاول من الدراسة منهج السنوات الاولى والثانية والثالثة ويكون منهجها مبني على التعلّم المرتكز على المشكلة (Problem Based Learning-PBL). يُعدّ منهج (PBL) وكما ذكرنا سابقا، من أبرز الأمثلة على المنهج البحثي الاستقصائي الاستكشافي في التعليم وأكثرهم انتشارا. يرجى الملاحظة ان هذا الجزء من الكتاب يستعرض هذا النمط من المناهج ويبين خواصه ومرتكزاته وكذلك الفوائد والاهداف المرجوة من تطبيقه. ولا يعتبر المكتوب هنا نموذجاً للمنهج المذكور ولا يضم كل مكوناته وتطبيقاته وانما يهدف الى القاء الضوء عليه والتعريف به فقط ويمكن الرجوع الى المصادر للتفاصيل.

---

[98] Al-Shahwany, S; Muneer, R; Alsheikh, GYM; Al-Hamdany, Y. (1999) Integrated primary health care across the entire medical curriculum in Tikrit University College of Medicine, Iraq. *Medical Journal of Tikrit University*, 5, i-ii. https://goo.gl/a6r7nU

يُعرّف التعلّم القائم على الاستقصاء والتحقق (Inquiry Based Curriculum) على انه "مصطلح عام واسع يستخدم لوصف أسلوب التعلّم المدفوع بعملية الاستقصاء والتحقق"[99]. وفي هذا السياق ينظر الى التعلّم بواسطة المنهج المتمركز على المشكلة (PBL) على انه مجموعة من الاساليب ومنهج في إطار الفئة الاوسع القائمة على الاستقصاء والتحقق. وتعتبر أهم الخصائص الرئيسية للتعلم بواسطة (PBL) والتي يميّزها عن الاشكال الاخرى من التعلّم القائم على الاستقصاء والتحقق، هو ان المشكلة تُقدّم للطلبة اولا في بداية عملية التعلّم وقبل الشروع بكل النشاطات الدراسية الاخرى. والسِّمة الاخرى المميزة هو ان الطلبة في دروس المناقشة يقوموا، وبطريقة منظمة، بتحديد حاجاتهم في التعلّم وما يحتاجون لتقصّيه والبحث عنه وتعلّم كيفية العمل على المشكلة وبدافع ومسؤولية ذاتية للبحث عن مصادر المعلومات المناسبة التي يبحثون عنها. ويقول العالِم الاميركي باروز[100] ان اي طريقة تعلّم لكي تدخل ضمن تسمية المنهج المرتكز على المشكلة يتطلب ان ينتج عنها تحقيق الاهداف المهمة الخمسة التالية مجتمعةً:

- تعلّم الطالب، من خلال الممارسة المتكررة، على معرفة (المعلومات) ذات بنية قابلة للتطبيق في الممارسة السريرية.

- تعلّم الطالب، من خلال الممارسة المتكررة، على تقنيات تنفيذ عملية فعّالة في التفكير النقدي او الاستنتاج السريري (Clinical Reasoning).

---

[99] Kahn, P. and Rourke, K. O. (2005) 'Understanding Enquiry-Based Learning', *Learning*, pp. 1–12. doi: 10.1002/9781118944707.ch10.
[100] Barrows, H. (1986) 'A taxonomy of problem-based learning methods.', *Medical Education*, 20(6), pp. 481–486.

- تعلم الطالب، من خلال الممارسة المتكررة، تقنيات التعلّم الذاتي والتعلّم مدى الحياة (Life-Long-Learning).

- حصول عملية "تحفيز متزايد" لدى الطلبة على البحث والاستقصاء والتعلّم.

- تعلّم الطالب، من خلال الممارسة المتكررة، على مهارات سلوكية مهنية.

ولذلك فالتعلّم القائم على المشكلة ليس مجرد تقنية للتدريس والتعلّم، ولكنه بمجموعة فلسفته ومكوناته، يمثل استراتيجية تعليمية متكاملة ولها اربعة مكونات ذات خصوصيات ضرورية ملازمة لها كاستراتيجية تعليمة كاملة" وهي:

- النشاطات الدراسية المتوافقة مع المنهج المتمركز على المشكلة (PBL).
- المناقشات الخاصة المتوافقة مع المنهج المتمركز على المشكلة (PBL).
- التقييم والامتحانات المتوافقة مع المنهج المتمركز على المشكلة (PBL).
- المبادئ الفلسفية التي يقوم عليها المنهج المتمركز على المشكلة (PBL).

يتبع هذا النمط من التعلّم عند بداية تطبيقه، البحوث التي جاء بها عالم التعليم الاميركي الاشهر هاوارد باروز في الستينات تطويرا للمنهج

التكاملي الذي ابتكر اواسط الخمسينات[101]. وتم تنفيذ اول منهج متمركز على المشكلة وفق تلك البحوث في كلية الطب بجامعة ماكماستر الكندية عام 1969 عندما كان باروز يعمل ويقود التعليم الطبي هناك. وكان الباعث والأساس المنطقي لهذا المنهج يتركز وبناءا على الحجج التي بنيت على تلك الابحاث في موضوع "التفكير والمحاججة السريرية"، ان تعلّم الطلبة يكون أكثر فأعليه من خلال حلهم بأنفسهم للمشاكل بالمقارنة مع استخدام طرق التدريس التقليدية[102]. ويشرح باروز أهم الدوافع التي جعلتهم يذهبون لاستخدام هذا المنهج (PBL) وبناء تلك الحجة فيذكر: "ان الطلبة كانوا يشعرون بالخمول والملل عندما يتعلموا من خلال الطرق التقليدية التي يُفترض بها ان تنتج تعليم مشوق ولكنه لم يكن كذلك. ولاحظ الباحثون ان الطلبة يكونوا بأفضل احوالهم عندما يتعلّمون من خلال عملهم وتعاملهم مع المرضى لحل مشاكلهم. ولذلك قرر فريق التعليم الطبي ان تبدأ دراسة الطب في ماكماستر من خلال جعل عملية تعلّم الطالب تدور حول "سلسلة من المشاكل" تقدم لمجموعة نقاشية من الطلبة وبوجود استاذ يقوم بدور محفّز او دليل للمجموعة لإنتاج مناقشة هادفة."

يتابع باروز مُعرّفا بهذا المنهج الجديد (وقتها) بانه "التعلّم الناتج عن عملية فهم المشكلة المعروضة في سبيل حلّها وهي التي يتعرض الطالب لها في بداية هذه العملية". ونرى ان هذا هو ما يجري في عمل الطبيب بالضبط. فقبل ذلك، لا يعطي الطبيب اي محاضرة عن المريض

---

[101] Barrows, H. (2000) '*Foreword in Problem-based Learning: A Research Perspective on Learning Interaction.*', in D. Evenson and C. Hmelo (ed.) *Problem-based Learning: A Research Perspective on Learning Interaction.* New Jersey: Lawrence Erlbaum Associates.

[102] Barrows, H. (2000) '*Foreword in Problem-based Learning: A Research Perspective on Learning Interaction.*', in D. Evenson and C. Hmelo (ed.) *Problem-based Learning: A Research Perspective on Learning Interaction.* New Jersey: Lawrence Erlbaum Associates.

القادم له ولا يطلب أحد منه ان يقرا ويحضّر نفسه قبل ان يرى المريض. ولذلك فانه يختلف جوهريا واجرائيا عن كل المناهج الاخرى التي تتطلب مثل ذلك التحضير وبضمنها المناهج التكاملية الاستقرائية المحدثة.

لا يعني هذا بالطبع انه لا توجد عدا ذلك اي نشاطات دراسية ضمن هذا المنهج كالمحاضرات والمختبرات والتدريب...الخ. ولذلك يتم تعامل الطلبة مع المشكلة في ال (PBL) من خلال المناقشة المبرمجة الاولى كبداية لعملية التعلّم ليليةا بعد ذلك الدخول في انشطة دراسية مختلفة والعودة بعد ذلك الى المناقشة الثانية ليستعرض الطلبة ما حقّقوه من تعلّم يخص حل المشكلة وخلال النشاطات الممتدة بين عرض المشكلة الى التعلّم والى حلها حيث ينصب التركيز على ما يتعلمه الطالب وليس على ما يدرسه المعلّم ان كان لا علاقة له بما يحتاجونه[103].

ولذلك فان منهج ال (PBL) هو كيان منهجي وكيان عملياتي في الوقت ذاته. ويتكون المنحى المنهجي من عدد المشاكل المختارة والمصاغة بعناية لكي تخلق متطلبات من الطالب لاستحصال المعرفة الضرورية والقدرة على حل المشاكل واستراتيجية التعلّم الذاتي والعمل والمشاركة ضمن الفريق اضافة الى المهارات والسلوك. وتتضمن العملية تكرار الأسلوب المنظومي لحل المشاكل او لمجابهة التحديات (بشكل مشكلة) والتي تواجه الطبيب في المستقبل اثناء الممارسة او في الحياة بصورة عامة.

وللوصول الى كل ذلك فان المنهج يتم تنفيذه اسبوعيا مع مشكلة محددة حيث تتم الخطوات التالية في تعلّم الطالب:

---

103 Barr,R.J. and Tagg, J. (1995) *'From Teaching to Learning: A New Paradigm for Understanding Education'*, *Change*, 27(6), pp. 12–25.

ـ إعداد أطباء الغد في العراق ـ

1. يتعرض الطلبة لمشكلة مكتوبة او تكون بأشكال اخرى كما سنبين لاحقا.

2. يناقش الطلبة تلك المشكلة من خلال مجاميع صغيرة. يقوموا بالنقاش اولا لتحديد الحقائق المذكورة في نص المشكلة ويحددون كذلك ماهية المشكلة. ومن خلال تبادل الافكار من خلال عملية العصف الذهني بالإعتماد على ما يعرفوه وتسجيل ما لا يعرفوه عنها او غير متأكدين مما يعرفوه. ومن بعد ذلك يُرتّبوا ما لا يعرفوه كحاجات لهم تنقصهم الاجابات عنها لفهم المشكلة وحلها وتسجيلها كحاجات يسعَون لتعلمها ومنها يشتقوا ويضعوا خطة لهم لكي يستحصلوا على ما ينقصهم.

3. ينخرط الطلبة بعد تلك المناقشة في نشاطات دراسية أهمها التعلّم الذاتي لإيجاد وتعلم ما اكتشفوه ينقصهم وكذلك الانخراط بنشاطات مجدولة كالمحاضرات والمختبر والتدريب...الخ حيث ترتب تلك النشاطات وفق حاجات الطلبة لحل تلك المشكلة ذلك الاسبوع وكما مخطط له مسبقا.

4. وفي نهاية الاسبوع يعود طلبة المجموعة ذاتها ليشاركوا بما تعلموه الان عن المشكلة حيث يشارك جميع الطلبة ليدلوا كل منهم بما تعلمه ولم يكن يعرفه في بداية الاسبوع فيقوم كل واحد منهم بدور المعلم ليعلم زملاءه عما تعلمه ويكمل كل المشاركين ما كان ينقصهم في بداية الاسبوع عن المشكلة وما يدور حولها فيقدمون حلولا لها.

5. يشارك جميع الحاضرين باستعراض ما تم من نشاطات دراسية وبيان نواقصها ومقترحاتهم لتطويرها.

6. وفي الاخر يقوم كل منهم بما فيهم المعلم (المُيَسِّر للمناقشة) بتقييم أداء زملائهم بكل ايجابية ببناء تقييماتهم على حقائق حصلت اثناء المناقشة فعلا (وليس اجراء تقييم لمعلوماتهم وتحصيلهم) ومن ثم يقومون بملء استمارة كان كل واحد منهم قد ملا الجزء الاول منها لما يخص المناقشة الاولى وهدف الاستمارة هو تقييم مشاركة كل منهم من ناحية حضورهم وجهدهم ونوع مشاركتهم في المناقشة وعمل الفريق وكما يتبين في النموذج ادناه (من وثائق كلية طب تكريت) ويقوم المعلم المُيسِّر بجمع الاستمارات قبل فض المناقشة ليسلمها الى وحدة التعليم الطبي بمجرد انتهاء الجلسة. وتحتسب الوحدة وفق سلم يحتسب التصرف السلبي لاي طالب إذا تم تقييمه كذلك من 50% او أكثر من الحضور حيث تنقص نصف درجة عن كل سلبية من درجات الامتحان الذي يجرى في نهاية البلوك او الوحدة الدراسية. يبين النموذج في الشكل رقم 11 ادناه صورة لاستمارة التقييم الذاتي في المناقشتين (من وثائق كلية طب تكريت 1989).

بسم الله الرحمن الرحيم
جمهورية العراق
وزارة التعليم العالي والبحث العلمي
جامعة تكريت / كلية الطب

استمارة تقويم الطلبة
في دروس المناقشة

TUCOM

اسم الطالب / المقيم ، رقم التسجيل رقم المجموعة
رقم المشكلة التاريخ الصف
ضع علامة X في الحالات السلبية فقط

	الحضور		الالتزام بالمواعيد		الالتزام بقواعد المناقشة		السلوك الايجابي اثناء العمل		المشاركة بمعلومات مفيدة	
الاسم	م١	م٢	م١	م٢	م١	م٢	م١	م٢	م١	م٢
المشرف										
١ اسم الطالب										

الشكل رقم 11: نموذج استمارة التقييم الذاتي في المناقشة لمنهج م.م.م. (وثائق كلية طب تكريت 1989)

ويبقى في صميم هذا المنهج تصميم المشاكل الدراسية التي يناقشها الطلبة والتي لا تمثل بالحقيقة معضلة عويصة يصعب حلها كما تبدو من التسمية. تكون المشكلة جيدة بكونها تستعرض حكاية بتصميم محكم ومحتوى غير متلازم بشكل لا يدل على نتيجة ما ومأخوذة من الواقع الذي يدور حول الطالب وتكون الحكاية مشوقة ومتحدية وغير مملّة. وبالإمكان البحث عن أفضل الطرق لكتابة المشاكل عبر العديد من البحوث المنشورة ولكن أهم نقطة في هذا الخصوص ان تصميم مشكلةٍ ما لأسبوع من اسابيع البلوك يأتي بعد تحديد الاهداف التعليمية لذلك الاسبوع وهو بالتأكيد يكون مشتقا من اهداف البلوك. ولكي يكون نص ومحتوى المشكلة محفزا لنقاش الطلبة بغاية اهتدائهم لتلك الاهداف التي لا يعرفوها اثناء مناقشتهم الاولى. ويلعب المعلّم دور الميسّر فقط لطرح اسئلة واستفسارات للمجموعة بغرض قيادتِهم بصورة غير مباشرة الى الوصول لكل الاهداف ويقوم بذلك الدور فقط (وليس في البدايات) عند فشل المجموعة بذلك وعجزهم عن اكمال كل الاهداف استنفاذهم لكل الافكار من خلال المناقشة. وبالطبع فان المعلم الميسر هو الوحيد الذي يُعطى نسخة من اهداف المشكلة (في ذلك الاسبوع) ولا يجوز اعلانها للطلبة باي شكل لتحفيزهم الى الوصول اليها بأنفسهم ومن خلال اكتشاف ما يجهلونه عن المشكلة (اي حاجاتهم لتعلمها). ولا يجوز ان يكون محتوى المشكلة دليلا سهلا للوصول الى الاهداف ولا ان يكون بعيدا جدا عن ذلك ليستحيل التوصل اليها[104].

---

[104] Conway, J. and Little, P. (2000) 'From Practice to Theory: Reconceptualising Curriculum Development for Problem-based Learning', in *Problem-based Learning: Educational Innovations across Disciplines. Selected papers from the Second Asia-Pacific Conference on Problem-based Learning*. Singapore.

هناك العديد من الاختيارات حول تصميم هذا المنهج وكيفية تقسيم وقت الاسبوع الدراسي الواحد ولكنه ولغرض التبسيط يبدا الاسبوع الدراسي في اي يوم دوام وينتهي بانتهاء الدوام في اليوم الذي قبله من الاسوع التالي. فإذا بدا الاسبوع الدراسي بالمناقشة الاولى مثلا يوم الاحد صباحا فان الاسبوع الدراسي ينتهي بالمناقشة الثانية نهاية اخر يوم في ذلك الاسبوع الدراسي وهو نهاية يوم الخميس (على اعتبار يومي الجمعة والسبت عطلة نهاية الاسبوع). يقضي الطالب دراسته بين النشاطات الدراسية المجدولة في الكلية والميدان وبين دراسته الذاتية في مكان تواجده اينما كان داخل او خارج الكلية. حيث تكون كل نشاطاته الدراسية مركزة حول مشكلة ذلك الاسبوع وما يدور حولها من علوم أساسية الى سريرية الى قراءة الى تدريب الى البحث...الخ. وبنهاية الاسبوع وفهم الطالب لكل المواضيع والمتطلبات التي انشغل بتعلمها (المعلومات والمهارات والسلوك المهني) سيخرج بنتيجة انه حصل على ما كان مطلوبا منه هذا الاسبوع وحقق كل الاهداف وحصل كذلك على تقييم لأدائه، ايجابيا كان ام سلبيا. ومن خلال تقييمه هو لذاته ومن زملائه ومن معلمه الميسر فيشجعه كل ذلك الى البدء من جديد في الاسبوع الذي يلية باندفاع أكثر لتصحيح سلبياته وزيادة جهده وتحسين سلوكه ليمنع التقييم السلبي. ويعتبر هذا التقييم والتشجيع المتكرر اسبوعيا خاصية ينفرد بها المنهج المبني على المشكلة دون اي منهج اخر سواه. ويحتسب ذلك في صالح هذا المنهج الوصول الى تحسين أداء الطالب بعدد كبير من المهارات السلوكية الايجابية كالالتزام بالمواعيد وادارة الوقت والإعتماد على النفس واتخاذ القرار والتعلّم المعمق واكتساب القدرات المختلفة ومنذ السنوات

الأولى وطيلة فترة الدراسة[105] [106] [107] [108]. وهناك الكثير من البحوث عن تنظيم ما يدور في مناقشات التعلّم بالمجاميع الصغيرة (Small Group Learning) وتسمى بانها مناقشة مبرمجة (Structured) ولا يفترض مساواتها بجلسات التدريس بالمجاميع الصغرى (Small Group Teaching) ولا السيمنارات أو جلسات حل المشاكل عن طريق مناقشات يقودها المدرس عن طريق اسئلته وتوجيةاته وتدريسه وليس بقيادة الطالب.

يتبع الطلبة في جلستي المناقشة الأولى بداية الأسبوع الدراسي والمناقشة الثانية في نهاية ذلك الأسبوع وما يدور بينهما خلال الاسبوع الدراسي خطوات محددة تُكسبهم مزاولتُها طيلة ثلاث سنوات قدرات ومهارات لا حصر لها ولعل أهمها التحكم بالتفكير النقدي بين التفكير والتحليل والمقارنة ووضع اولويات واتخاذ القرار والعمل ضمن فرق والتواصل وأسس وممارسة التعلّم من خلال تدريس وتقييم زملائهم والتقييم الذاتي وتقييم الاخرين والقيادة من خلال ترؤس جلسات والتدوين والتوثيق من خلال لعب دور مقرر جلسة ومن خلال كتابة التقرير الاسبوعي عمّا دار عن كل اسبوع (ولكل تقرير اسبوعي تقييم يدخل ضمن درجة

[105] Alsheikh, G. Y. M., Allan, A. I. M. and Suleiman, N. D. (1997) 'The Effect of Objective Study on The Attitudes of Medical Students Towards Their Future Professional Skills .', *Medical Journal of Tikrit University*, 3, pp. 209–214. https://goo.gl/saQsCR

[106] Mustafa, OG, Hassoun, AF, *et al.* (1999) 'Evaluation of Medical Graduates Performance from Their Seniors' Point Of View', *The Medical Journal of Tikrit University* (1999);5:149-157. https://goo.gl/2VS7Yt

[107] Alsheikh, G. Y. M., Allan, A. I. M. and Sulaiman, N. D. (1999) 'Development of student's self reliance and decision making during study in Tikrit University College of Medicine.', *Medical Journal of Tikrit University*, 5, pp. 117–122. doi: 10.13140/RG.2.1.3375.3042. https://goo.gl/EGT4zM

[108] Koh, G. C. H. *et al.* (2008) 'The effects of problem-based learning during medical school on physician competency: A systematic review', *Canadian Medical Association Journal*, 178(1), pp. 34–41. doi: 10.1503/cmaj.070565.

البلوك) ومهارات كثيرة اخرى لا حصر لها. واحد نماذج الخطوات الاسبوعية الأكثر استخداما في العالم هي تلك التي صمّمها عالِمُ التعليم الطبي الهولندي الشهير "هينك شميدت"[109] وتسمى بـ"القفزات السبعة" (Seven Jumps) وكما مبين في الجدول الشكل رقم 12 في ادناه وهو من وثائق كلية طب تكريت.

_____

[109] Schmidt, H. G. (1983) 'Problem-based learning: Rationale and description', *Medical education*, 17, pp. 11–16.

TUCOM PBL Seven Jumps: Learning Week and Small Group Discussion

Jump	Activity	How	Time
Jumps 1-5: First Discussion: Brain Storming: 3 hours: All students equipped with note book to take and make notes throughout discussion (mandatory).			
0	Team management	Group will nominate and elect Chair and Reporter for the week; reminding on roles of each student and tutor	10 minutes
1	Terminology	each student will read problem and identifies any difficult word/term and try to get clarification from other members otherwise look for meanings in stage 6.	10 minutes
2	Problem Definition	After reading the problem, students discuss how can they define the whole problem in one title sentence	15 minutes
3	Problem Analysis	Group will go through the problem and analyse into its components and list them. No part of the problem is to be ignored. Analysis should be comprehensive and exhaustive as every piece can mean a lot in the learning process.	45 minutes
4	Learning Needs	Group will go through the list of components and make a new list of what issues (knowledge, skills or attitude) they feel that they need to study to be able to solve the problem. Use simple language not necessarily containing medical terminology. Group will go through the list of needs and try to put similar and related needs together into one so that the list is made as short as possible usually 4-8.	40 minutes
5	Learning Objectives	Group discuss what and how they can learn during the week so that by end of week they can fulfil such needs. In other words, they formulate learning objectives that allows fulfilling such need during the week. Objective can be achieved through any educational activity as described in step 6 (below). Learning Objective should contain AvC3 formula which means: Active Verb (a measurable verb in "to be" format like: By the end of the week, student will be able to: describe, list, identify, do, communicate...etc. (List of recommended active verbs is provided). The 3 Cs cover: C1=Content (what is to be done like describe) a process: C2=Condition (where, when, position, type...etc) and C3=Criteria (the level of performance). All 3 Cs are to be relevant to the level of the problem and its related organ system.	40 minutes
5a	Peer Assessment	This is important to practise by all students and Tutor (at end). Each assessment should be objective (not subjective), always based on evidence and convincing even to the targeted member. Always use provided check list.	20 minutes
Jump 6: Learning and Teaching Activities for a week			
6	Fulfil Learning Objectives	Seeking knowledge, skills and attitudes through which student fulfil the learning objective identified by group (5 above) from all available sources including: self-learning, peer-students, senior students, teachers, library, books, journals, interactive and AV aids, lectures, practicals, skill lab, clinical, primary health care centres, community settings, family...etc.	Forthcoming week and after
Jump 7: Second Discussion: Debriefing: 180 minutes: All students equipped with note book plus any supporting material they can use in step 7b: 120 minutes			
7a	Reviewing Learning & learning Objectives	Review of students' learning experience in light of the objectives they identified at beginning of week and whether group agrees to add more essential objectives they realized to be essential with rationale.	30 minutes
7b	Solving Problem	All group members are RANDOMLY asked by Chair to contribute to explain to group (teaching role) their learning experience and achievement in regard to one of the objectives without prior assignment of certain student/s to certain objective/s. Group freely makes evidence-based comments, correction or addition on each objective. Agreeing on group satisfaction with each objective is the only determinant to move to next objective. Proposed further objectives will be fulfilled through self learning. All group members to contribute to this learning activity.	120 minutes
7c	Peer Assessment	Again, with participation of tutor, a frank and Free self and peer assessment is done with evidence as shown in check list.	30 minutes

Alsheikh G. 1995

الشكل رقم 12: المناقشة المبرمجة باستخدام تقنية "القفزات السبعة". من وثائق كلية الطب جامعة تكريت.

وهناك بالطبع الكثير ما نقوله عن دور الاساتذة في انجاح او افشال هكذا منهج جديد مما يتطلب الاهتمام بتدريبهم تدريبا مكثفا ومنتظما. ويمكن إعتماد فريقين من الاساتذة، يتدرب الفريق الاول منهم بصورة عامة عن المنهج وخواصه وفوائده بالمقارنة مع المنهج التقليدي ودور الاستاذ وفهم حاجات الطالب الى المعلومات التطبيقية (المرتبطة بالتطبيق السريري) والى المهارات والسلوك المهني وتدريب خاص لإعطاء الطالب الفرص للاكتشاف والتعلّم بدلا من الإعتماد الكلي على الاستاذ ومحاضراته وملخص لدور الاستاذ كمعلم مُيسّر (Facilitator-Tutor) في المناقشات. وهذا الفريق من الاساتذة سيعمل بصورة رئيسية كمصدر للمواد العلمية والسريرية. اما الفريق الاخر من الاساتذة يتم اختيارهم وفق نشاطهم واهتمامهم بالتعليم الطبي وفي وحدة التعليم الطبي يتم تدريبهم بصورة مكثفة أكثر ومفصلة للعب ادوار مهمة في العملية التعليمية الجارية، تشمل دور المعلم الميسر في المناقشات وادوار منسقي البلوكات ومنسقي السنوات ومنسقي التدريب الميداني ومنسقي التدريب في مختبرات المهارات اضافة الى لعب ادوار قيادية مهمة في التخطيط والتقييم والمتابعة للبرنامج المطبّق كما يتم تدريبهم على البحث في تطوير المنهج ونشر البحوث عن التطبيق بغاية التطوير. ويتوجب اشراك هذا الفريق المتخصص في دورات داخلية وخارجية في التعليم الطبي ودعم انتسابهم بدراسات علیا عن بعد لنيل تدريب وشهادة في التعليم الطبي.

ان أهم وسيلة لجذب الاساتذة جميعهم للعمل على انجاح التغيير وبالآخر الانخراط في فريق واحد بدلا من فريقين تتضمن العمل وفق ثلاثة توجهات: التوجه الأول اشراك الجميع اولا بأول في اعمال التعليم الطبي فهي خير طريقة للتعلم و "من جهل الشيء قاومه". والتوجه الثاني، افهام واقناع جميع الاساتذة وبدون استثناء بأسباب التغيير وعقد اجتماعات دورية مفتوحة لاستقبال كل تساؤلاتهم وتشكيكهم وتقديم البدائل لتغيير

اراءهم. يكمن التوجه الثالث، في الحرص على عدم حصول اي ظرف من جراء التطبيق للمنهج الجديد يؤدي الى ان يحرم، أيا من المنتسبين، من مكتسبات حالية لهم بل بالعكس يجب العمل على ان يهبَهم هذا التغيير جميعا مكتسبات أكثر سواء كانت معنوية او مادية. ولذلك تعتمد الكليات اعتبار ساعات المناقشة وساعات اللقاء بالطلبة السيمنارات ساعات معادلة لساعات المحاضرات وكذلك اعطاء الفروع ادوار متعددة في العملية التعليمية بعد حصر جدولة النشاطات الدراسية والامتحانات بوحدة التعليم الطبي واشراك الاساتذة في فرق عمل كثيرة تكون موصفة بواجبات محددة ونتائج واضحة وحدود وقتية ومكافأة كل اللجان ماديا ومعنويا وما الى ذلك من تشجيع وجذب واشراك الجميع بشكل فعّال. كما يتطلب تنظيم اجتماعات اسبوعية منتظمة تخصص لمناقشة بحوث عالمية منشورة في التعليم الطبي ويكلف دوريا بتحضيرها استاذ كل اسبوع ويشمل الجميع. والذي لابد منه هو تدريب الطلبة في بداية كل عام وشرح منهج السنة وكيفية اجراء المنهج وتقييمه...الخ.

هناك دورات تدريبية للأساتذة الذين يتم اختيارهم للقيام بدور المعلم المُيسّر للمناقشات تتضمن العديد من المواضيع والمهارات. ومن الخواص التي يجب ان يتحلى بها المعلم المُيسر:

- ان يكون مهتما ومتحمسا لدوره في المناقشة.

- ان ينسى قضية المحاضرات والقاءها فالمناقشة ليست مكانها.

- يكون قادرا على السكوت عندما يناقش الطلبة حتى ينفذ كل ما لديهم من اراء وافكار.

- ان يطلب من الطلبة ان يخاطبوا بعضهم البعض ولا ان يتوجهوا بخطابهم الية دون حاجة لذلك التوجه.

- ان يؤكد على ان الشرط، لكي تفرغ المجموعة من فقرة وتنتقل الى فقرة اخرى ضمن فقرات المشكلة، هو ان تحصل موافقة مجموعة الطلبة بأكملها على استيفائهم للفقرة التي يناقشون وبعد استكمال مكونات مناقشتها.

- يشجع المجموعة دوما على استخدام الادلة والبراهين والمصادر والمعلومات الدقيقة فيما يذهبون الية كلما كان ذلك ممكنا ومناسبا.

- يؤكد على ان يتعلم الطالب ان يشارك في النقاش بصورة محددة ومركزة (Specific) وضمن الفقرة المطروحة للنقاش وبشكل ايجابي.
- ان يكون المعلم مُسَهّلا ومُشَجّعا للمناقشة بشكل يؤدي الى وصول الطلبة الى الاهداف المرسومة للمشكلة وهي نفسها بالتالي اهداف النشاطات الدراسية لذلك الاسبوع.

- ان يكون قادرا على جعل المجموعة تصل الى الاهداف المرسومة من خلال نقاشهم والا يخبرهم بالأهداف باي صورة وفي اي مرحلة من المناقشة وانما يعتمد توجية المناقشة الى تلك الاهداف بصورة غير مباشرة حفاظا على تدريب الطلبة للتوصل الى حاجاتهم التعليمية وتخطيط اهدافهم بأنفسهم.

- ان يكون المعلم مساعدا على خَلق جو دراسي ملائم يُشجع على المناقشة الهادفة.

176

- ان يُشجع ويحث المعلّمُ رئيسَ الجلسة والمجموعة لإعطاء الفرص لجميع طلبة المجموعة بحيث لا يحصل ان يأخذ بعضهم على معظم الوقت بما في ذلك تشجيع الطالب الخجول وخصوصا في المناقشات الاولى من الدراسة. ويتدخل لضمان مشاركة الجميع.

- ان يُشجع ويضمن قيام كل طلبة المجموعة وبعدالة بممارسة كافة الادوار المطلوبة كقيادة الفريق (ترؤس الجلسة) او توثيق المناقشة (كمقرر للجلسة) او ضبط الوقت لأجزاء الجلسة ويضمن ان تكون هذه الادوار دورية كل اسبوع.

- ان يهتم ويشجع الطلبة على القيام بالتقييم الذاتي وتقييم زملائهم ومعلمهم وجها لوجه ومن ثم من خلال بيان السلوك البائن والذي يشعر به ويتفق عليه الجميع او الأكثرية على اقل تقدير.

وبجانب دروس المناقشة توجد عادة في المنهج المبني على المشاكل اضافات منهجية مهمة اخرى منها الاتي:

- عقد سمنار يسبق المناقشة الثانية وبعد ان ينهي الطلبة دراستهم للإيفاء بحاجاتهم الدراسية التي وجدوها في بداية الاسبوع. يجتمع طلبة المجاميع الصغيرة جميعا (الصف كاملا) في قاعة ويكون معهم ممثلون من الاساتذة الذين سأهموا في النشاطات المجدولة لذلك الاسبوع وهي دائما تكون مجيبة لتلك الحاجات. يناقش الطلبة ما حصلوا عليه من معلومات ومهارات وسلوك ذلك الاسبوع وما فاتهم حيث يسال رئيس الجلسة

177

الطلبة اولا للإجابة على تساؤلات زملائهم ويبقى الاساتذة المصدر الاخير ليضيفوا ما لم يصل الية الطلبة.

- وجود مادة منفصلة تستمر طوال السنة الدراسية ولعدد من السنوات (مثلا من السنة الثانية الى الخامسة) تخصص لمشاريع بحثية للطلبة لتحسين الجودة في الصحة والخدمات الصحية. حيث تقوم فرق عمل من الطلبة مع استاذ مشرف بإيجاد مشكلة صحية ميدانية ويسعى الفريق من خلال اجراء بحث تداخلي لإيجاد حلول لها وتجربة أفضلها والوصول الى حلول لرفع جودة الخدمات المقدمة في المجتمع. ويمارس الطالب في هذه المادة المنهجية (يجب ان يحصل الفريق على درجة النجاح من خلال امتحانات مناسبة) يمارس العديد من المهارات والسلوك المهني التي يتعلمها لأغراض التعامل مع المجتمع في سبيل انجاح مسعاه ومسعى فريقه ويقوم الفريق بمعظم نشاطات هذه الفعّالية عن طريق التعلّم الذاتي والفهم المعمق.

- ينظم تدريب ميداني اسبوعي (في المجتمع او في المراكز الصحية او في المستشفى) لممارسة ما يتم تعلّمه ذلك الاسبوع ويكون له علاقة بالمشكلة المبحوث عنها ذلك الاسبوع.

- تنظم خلال الاسبوع محاضرات ومختبرات ومن أهمها مختبر المهارات ومختبر الكمبيوتر التفاعلي حيث يصب محتواها في حل مشكلة ذلك الاسبوع.

- يقدم كل طالب تقريرا اسبوعيا عما تعلمه ذلك الاسبوع يتضمن ومحتوى ومصادر وكيفية وصول مجموعته الى الاهداف الدراسية وما تعلمه اثناء الاسبوع ويبين النواقص والصعوبات التي يراها

انها اعاقت تعلمه ذلك الاسبوع. وتعتبر هذه التقارير من المصادر المهمة للتغذية الراجعة لوحدة التعليم في تطوير وتحسين المنهج والدافع للطالب لتحسين مهاراته في التوثيق وممارسة تعليم ما اكتسبه لزملائه.

• تجمع الدرجات الاسبوعية في نهاية البلوك من تقييم الطلبة الذاتي ولزملائهم في المناقشة (لكل اسبوع من اسابيع البلوك) وكذلك تقييم التقارير الاسبوعية لتكون بمثابة تقييم مستمر لكل منهم وإعادة التقريري مع ملاحظات كتغذية راجعة وتضاف تلك الدرجات الاسبوعية الى درجة البلوك. وتحتسب درجة التقييم الذاتي الاسبوعي لتعديل السلوك السلبي فقط حيث لا يكافأ الملتزم بالسلوك الايجابي وانما تخصم درجات السلوك السلبي من درجة البلوك.

من أهم متطلبات نجاح المنهج المبني على المشكلة هو ضمان اجراء امتحانات الطلبة بطرق تتوافق مع اهداف هذا المنهج. وتكون معتمدة على تقييم مدى تحقق الاهداف الاسبوعية وحصول الطلبة على القدرات الموصوفة في وثيقة مخرجات المتخرج. وتستخدم ضمن طرق اجرائها امتحانات موضوعية تلائم تلك الاهداف لا ان تركز الاسئلة والمحطات الامتحانية على المعلومات دون المهارات والسلوك المهني. ويتم دائما استخدام قوائم التدقيق التي استخدمت في تدريب الطالب خلال تعلمه للمهارات وان تتضمن كذلك محطات امتحانية مناسبة لمراقبة السلوك المهني والتعامل واعطاء اوزان تصاعدية للمهارات والسلوك بتقدم الدراسة.

ولابد من التذكير هنا ان تغيير المنهج يتطلب تخطيطا محكما وان يكون منفذو التغيير في الكلية المعنية قد شاركوا وانغمسوا في تخطيط المنهج الجديد لا ان يأخذوا منهجا من كلية اخرى ومن بلد اخر ويطلبون من كليتهم تطبيقه دون معرفة بخبايا تخطيط هذا المنهج والتعامل معه كمنظومة متكاملة (System). يتم تخطيط اجزاء اي منهج بوجود ما يسمى بـ(المنهج المخفي - Hidden Curriculum) لا يستطيع سوى المشاركين بالتخطيط التصرف بتحقيق ذلك اثناء عملية تنفيذه. يتوجب لحصول تغيير ناجح، وجود رؤية لدى القائمين على التغيير وخلق مهارات ذات علاقة بالتغيير وتوفير تشجيع كبير للمنفذين ووجود تخصيصات ملائمة كأي منهج اخر والأهم من كل ذلك وجود خطط طويلة وقصيرة الامد وخطة سنوية تنفيذية محكمة تؤدي الى تحقيق اهداف التغيير وتراقب وتقييم التنفيذ وفهم ان نقصان اي عامل من هذه العوامل يؤدي الى نتائج غير محسوبة. انظر الشكل التالي والذي يبين مدى تأثير غياب اي من مكونات التغيير والمنهج الجديد وضرورة تنفيذ كل مكونات المنهج والتغيير كمنظومة متكاملة الاجزاء[110].

---

[110] Knoster, T., Villa, R., & Thousand, J. (2000) 'A framework for thinking about systems change', in Thousand, R. & V. & J. (ed.) *Restructuring for caring and effective education. Piecing the puzzle together.* Baltimore: Paul H. Brookes Publish, pp. 93–128.

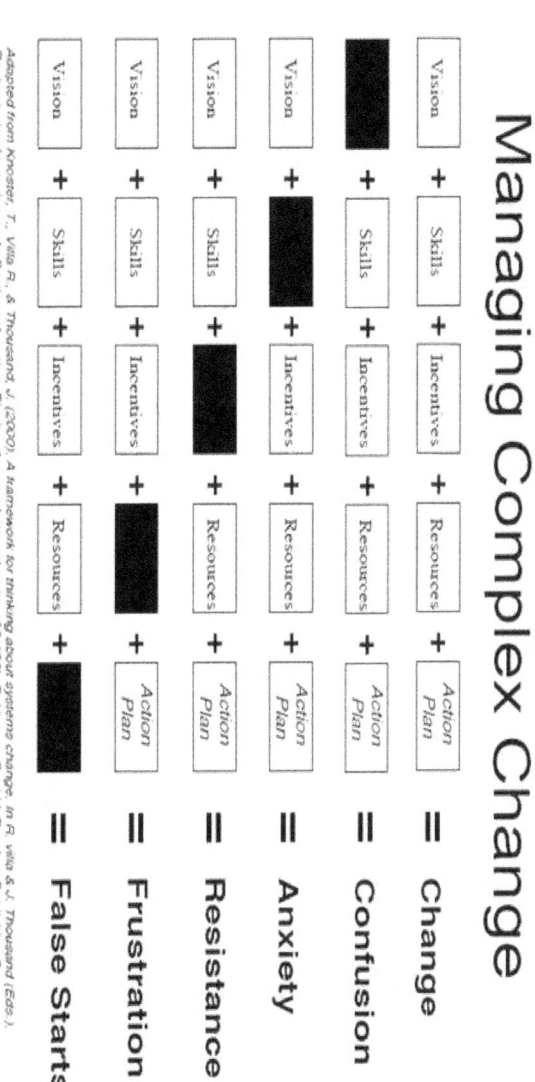

الشكل رقم 13: متطلبات تغيير الأنظمة

2-14 القسم الثاني من دراسة الطب في الكلية

يتضمن هذا القسم والذي يغطي السنتين الرابعة والخامسة من سنوات الدراسة للمنهج الاكفأ، انغماس الطالب في التدريب السريري مع ادماج وتكامل مع ما تعلمه في السنوات الثلاث الاولى في العلوم الطبية الأساسية ومبادئ العلوم السريرية ووصوله الى مرحلة تنظيم هذه المهارات لممارسة القدرات اللازمة لاكتساب المعارف السريرية وللممارسة السريرية كذلك. وفي العراق يتم تغطية التخصصات السريرية الرئيسية في السنة الرابعة (الطب الباطني والجراحة والامراض النسائية والتوليد وطب الاطفال) ومن ثم التخصصات الفرعية في السنة الخامسة (مثل العيون والاذن والانف والحنجرة والكسور والاشعة والصحة النفسية والجلدية...الخ) وذلك لتهيئة الطالب للعب دور جديد في السنة السادسة وهو دور "الطبيب-تحت-التدريب stagiaire" حيث يقوم بالتدريب عن طريق الممارسة السريرية لمدة 48 اسبوعا وبأشراف وصلاحيات محددة **ودون وجود محاضرات** او تدريسات باستثناء ربما اجتماعات وندوات وسيمنارات يشارك بتقديمها الطلبة انفسهم.

وعادة ما تتبع الكليات ترتيب منهج السنتين الرابعة والخامسة وفق التخصصات التي ذكرناها اعلاه حيث تتوالى مجموعات من الطلبة على هذه التخصصات لفترات محددة يقضيةا الطالب في الردهات (السنة الرابعة) وفي العيادات الاستشارية والعيادة الخارجية (السنة الخامسة). وتستمر المحاضرات الخاصة بهذه التخصصات طوليا على طول اسابيع السنة الدراسية مما يؤدي الى عدم توافق توقيتات اخذ المادة النظرية لمادة ما (المحاضرات) مع التدريب السريري للمادة نفسها للمجموعات. وتكون هذه السلبية عائقا كبيرا للطالب لكي يربط المعلومة بالتدريب والممارسة. فقد تكون المجموعة مداومة لمدة اربعة اسابيع في اول تخصص في بداية السنة الدراسية في الصف الخامس والطلبة لم يستمعوا بعد الا على عدد

قليل من المحاضرات في التخصص والعكس صحيح فقد تأخذ مجموعة اخرى كل المحاضرات تقريبا في تخصص ما وتذهب للتدريب في ذلك التخصص قرب نهاية السنة الدراسية. كما يكون التدريب السريري مبنيا على ما يتوفر من حالات ترقد او تراجع المستشفى ولا يغطي التدريب "كل الحالات" الواجب على الطالب الاطلاع عليها وانما يشاهد المتفشي من الامراض وفق فصول السنة والمتغيرات الاخرى. وهذه سلبية اخرى تضع هكذا تدريب قريبا من درجة متدنية وفق سلم الاستراتيجيات الستة التي شرحناها سابقا في هذا الكتاب كونه تدريب منتهز للفرص المتوفرة من المرضى اثناء تدريب الطلبة.

ولتصحيح تلك السلبيات عمدت كليات عديدة الان الى استخدام طريقة اخرى في منهج السنتين الرابعة والخامسة بإعتمادها على المنهج المبني على الشكوى المرضية (Clinical Presentation) او المبني على الحالة المرضية (Case Based) ودعم التدريب بالمناقشات الاستقرائية اضافة الى تنظيم فترات التدريب وفق وحدات تتكامل فيها التخصصات والعلوم الأساسية. تقسم السنة الرابعة مثلا الى عدد من البلوكات اما وفق اجزاء الجسم او عناوين تجمع عدد من الشكاوى المرضية وتقسم السنة الخامسة الى عدد من البلوكات وفق التخصصات الفرعية (انظر الشكل التالي رقم 14). ويتم التنفيذ بالبدء بمناقشة شكوى من شكاوى مرضية تمثل "كل الحالات" الواجب على الطالب التعامل معها والتدريب على المنهج الاستقرائي (توجد حوالي 90 شكوى مرضية تقسم على السنتين الرابعة والخامسة بمعدل ثلاث شكاوى لكل اسبوعين دراسيين). ويتم البدء اسبوعيا بمناقشة شكوى المريض بتتبع الخارطة الخاصة بتلك الشكوى (Diagnostic Scheme) ومتابعة الأسس الباثولوجية والمختبرية واستخدام المعلومات من العلوم الطبية الأساسية وتطبيقها في المناقشة اي ممارسة الـ(Clinical reasoning) للوصول اولا الى الامراض المسببة لهذه الشكوى ومن ثم الوصول الى التشخيص الصحيح المسبب للشكوى

ووضع خطط لعلاج مجموعة الامراض المسببة (وهي تعود لتخصصات سريرية مختلفة). ويصاحب ذلك محاضرات عن الامراض المسببة لتلك الشكوى تقدمها الفروع السريرية المختلفة قدر تعلق الامراض بالتخصص بالإضافة الى قيامها بتهيئة مرضى يشكون من تلك الشكوى لتدريب الطلبة عليها وفي مختلف التخصصات السريرية الرئيسية الاربعة. كما يتم التدريب في مراكز الرعاية الصحية الاولية وهي مكان استقبال انواع الشكاوى المرضية المختلفة. وقد طبق مثل هذا المنهج في كليات طب في جامعات كالغاري بكندا وحضرموت باليمن وتكريت في العراق[111 112 113].

3-14 القسم الثالث من دراسة الطب في الكلية

أما القسم الثالث من دراسة الطب فيتمثل بالفترة التي يقضي فيها الطالب السنة الاخيرة في ممارسة الطب وتحت اشراف (supervised practice) حيث يداوم الطالب لمدة 48 اسبوعاً متتالياً ويمارس في المستشفى ومراكز الرعاية الصحية الاولية ووفق سياقات معروفة في كافة الكليات. يتطلب الاهتمام بتحديد قدرات مشتقة من مخرجات الكلية يسعى الطالب لممارستها وتسجيلها في سجل خاص به وبتوقيع من المشرف عليه اثناء تلك الممارسة (Log Book). كما يتم كذلك تسجيل

---

[111] Mandin, H, Harasym, P, Eagle, C, Watanabe, M. (1995) 'Developing a "clinical presentation" curriculum at the University of Calgary.', *Academic Medicine*, 70(3), p. 186–93.

[112] Shariff, M, Alsheikh, G. (1995) 'Developing a new fully integrated course in TUCOM fourth year clinical study based on complaint rather than discipline.', *Medical Journal of Tikrit University*, 3, p. ii. See: https://goo.gl/8sHoQy.

[113] Alwan, AH, Alsheikh, G. Y. M. (1995) 'In Arabic: Teaching Subspecialties in the Fifth Year Clinical Clerkship in TUCOM: A New Method.', in *Abstracts of Saddam College of Medicine Conference on Medical Education, Baghdad.* Baghdad. See: https://goo.gl/W5DwPH.

نشاطه العلمي في نشاطات الفروع المختلفة كتحضير السيمنارات وتحضير وتقديم المرضى الراقدين في عدد من الاسرة التي يجب ان ينسب لرعاية من يشغلها من المرضى طيلة فترة دوامه بالردهة ويكون مسؤولا عن رعايتهم وما الى ذلك من انظمة معروفة ونشاطه في "نادي المجلة" ما الى ذلك من نشاط علمي ومهني. الشكل رقم 14 ادناه يمثل خارطة لنموذج مثال للمنهج الموصوف في اعلاه.

يجدر الإشارة هنا الى صياغة وتنفيذ وحدات دراسية أخرى الى جانب ما تم ذكره أعلاه. على سبيل المثال بلوكات طولية تنفذ على مدار السنة مثل المشروع الميداني (للسنوات من 2 – 5) والمتضمن بحوث الطلبة الميدانية ودروس وتطبيقات الصحة العامة وطب المجتمع ومواد أخرى (أنظر الشكل رقم 14).

TIKRIT UNIVERSITY COLLEGE OF MEDICINE (TUCOM) 6-YEAR PROJECTION OF CURRICULUM

PHASE 1 HEALTHY COMMUNITY YEAR 1	B1-6W INTRODUCTION TO MEDICAL STUDIES	B2-4W MAN & ENVIRONMENT	B3-5W PRENATAL HEALTH	B4-6W INFANCY & CHILDHOOD	B5-4W ADULTHOOD	B6-5W EMERGENCY & FIRST AID				
	ENGLISH LANGUAGE (LONGITUDINAL)									
	COMPUTER SCEINCES (LONGITUDINAL)									
	NATIONAL CULTURE (LONGITUDINAL)									
PHASE 2 PATHOG ENESIS YEAR 2	B1-7W INFECTION & INFLAMMATION	B2-3W ONCOLOGY	B3-6W BLOOD	B4-3W LYMPHATIC	B5-6W CARDIOVASCULAR SYSTEM	B6-5W RESPIRATORY SYSTEM				
	COMMUNITY MEDICINE 1/ STUDENT COMMUNITY PROJECT 1 (LONGITUDINAL)									
PHASE 2 PATHO-GENESIS YEAR 3	BI-6W LOCOMOTOR SYSTEM	B2-4W NEUROSCIEN CE-I	B3-4W NEUROSCI ENCE-II	B4-4W ENDOCRINE SYSTEM	B5-6W DIGESTIVE SYSTEM	B6-6W FLUID & ELECTROLYTES& RENAL SYSTEM				
	COMMUNITY MEDICINE 2/ STUDENTCOMMUNITY PROJECT 2 (LONGITUDINAL)									
PHASE 3 INTER-VENTION YEAR 4	B1-8W ABDOMENAL COMPLAINTS	B2-8W CHEST COMPLAINTS	B3-8W HEAD & NECK COMPLAINTS	B4-8W FM & PHC						
	MEDICAL ETHICS/ FORENSIC MEDICINE (LONGITUDINAL)									
	COMMUNITY MEDICINE 3/ STUDENTCOMMNITY PROJECT 3 (LONGITUDINAL)									
PHASE 3 INT'VEN TION YEAR 5	B1 OPHTH	B2 ENT	B3 ORTH	B4 DERM	B5 Ment'H	B6 GYN	B7 PED	B8 PHC	B9 Surg'Subsp	B10 RAD
	COMMUNITY MEDICINE 4/ STUDENT COMMNITY PROJECT 4 (LONGITUDINAL)									
PHASE 3 CLERKSH IPYEAR 6	B1-11W INTERNAL MEDICINE	B2-11W SURGERY	B3-9W PEDIATRICS	B4-9W GYNECOLOGY & OBSTETRICS	B5-4W FAMILY MEDICINE					

الشكل رقم 14: تفاصيل وحدات المنهج للسنوات الدراسية الست (وثائق كلية الطب جامعة تكريت 1989)

خطوات الإعداد
لتغيير المنهج

15 خطوات الإعداد لتغيير المنهج

لضمان عملية تغيير بناءة وناجحة للمنهج، نقترح، في ادناه، ملخص موجز للخطوات الواجب اتباعها.

1-15 اولا: التهيئة للتغيير

1) إعداد وثيقة للمبررات والاسباب الداعية لإصلاح المناهج الدراسية على أساس المعايير العراقية للإعتماد من اجل تلبية متطلبات الإعتماد والحصول على قرار من مجلس الكلية لبدء التخطيط للإصلاح والتغيير.

2) انشاء لجنة رئيسية في الكلية بتخويل استراتيجي للتخطيط لعملية الاصلاح متضمنة اختصاصات وصلاحيات واضحة وبقرار من مجلس الكلية وبتوصيات من مجالس الفروع وتتضمن سبل ومواصفات التغيير.

3) استنادا الى توصيات مجلس الكلية يتم انشاء عدة فرق عمل متخصصة متوازنة من اصحاب الخبرة واسناد مهام واضحة لها لدعم اعمال مركز/وحدة تطوير التعليم الطبي.

4) انشاء مركز او وحدة تطوير التعليم الطبي لاستضافة جميع اعمال الاصلاح والتنفيذ في وقت لاحق مع المرافق والاجهزة اللازمة وتنسيب الكوادر اللازمة مع وصف واضح وشامل لاختصاصات وصلاحيات المركز او الوحدة وارتباطها بالعميد مباشرة.

5) تصميم وانشاء نظام لمتابعة وتقويم البرامج والمنهج داخل وحدة تطوير التعليم الطبي للتحقق من صحة مقترحات وتوصيات فرق العمل زمن ثم متابعة وتقويم عملية التنفيذ وتعديل مسارها وفق المخطط المصادق عليه ومنع تغيير بدون موافقات وخصوصا

189

تغيير او الغاء او زيادة او تنقيص اجزاء من منظومة المنهج المعتمدة.

6) انشاء بنك ديناميكي للأسئلة (Questions Bank) مع وحدة تصحيح آلي للأسئلة الامتحانية (Optical Marking Recognition). ويكون مقر البنك ووحدة التصحيح داخل وحدة تطوير التعليم الطبي ويتم بواسطتها انشاء نظام متكامل لفحص جودة الاسئلة المقدمة من الفروع وخضوعها للأهداف التعليمية لغرض تمريرها واضافتها لبنك الاسئلة وتصميم وطبع اسئلة الامتحانات المختلفة أوتوماتيكيا وفق الإطار المرسوم لكل امتحان (Blueprint) عند تنفيذ المنهج كما تقوم الوحدة بالتصحيح الالي الفوري واعلان النتائج بعد دقائق من انتهائه مع معلومات راجعة عن الاسئلة وتغذية راجعة عن أداء الطلبة لمتابعة تقدمهم واتخاذ اللازم لدعمهم وفق ذلك.

7) الإشراك المستمر لمجلس الكلية وإطلاعه على الخطوات الرئيسية لتطوير المناهج الدراسية اضافة الى التخطيط لاجتماعات عامة يحضرها اعضاء الهيئة التدريسية والمحاضرون والمدربون الخارجيون (من وزارة الصحة) وممثلون للطلبة للاطلاع ومناقشة جميع مقترحات وحدة تطوير التعليم الطبي والاخذ بالتغذية الراجعة وردود الافعّال والتوافق والشعور بالمشاركة. تطوير هذا اللقاء بعد البدء بتنفيذ المنهج الجديد وجعله اجتماعيا سنويا على الاقل وقبل بدء الدراسة كل عام لمناقشة التقرير السنوي عن تنفيذ المنهج والتحضير للعام الدراسي الجديد.

2-15 ثانيا: اختيار وتصميم المنهج الدراسي

1) تحليل معايير الإعتماد الواردة في الدليل العراقي لإعتماد كليات الطب وكما تم توضيحه سابقا في هذا الكتاب.

2) تحليل مخرجات التعليم في الكلية الى مكونات القدرات الوارد ذكرها من المهارات المعرفية وتطبيقاتها والمهارات السريرية والمهنية وتهيئة قوائم بها وكما تم شرحه سابقا في هذا الكتاب.

3) تكون القدرات المعتمدة أساسا لمحتوى المنهج ودليلا في اختيار طرق التعلّم والتدريس والامتحان في كون هذه الطرق الأكثر فاعلية في تحقيق تلك القدرات بالتدريج اثناء كل سنوات الدراسة والربط بين كل قدرة والجزء او الاجزاء من المنهج المسأهمة بتحقيق تلك القدرة.

4) استخلاص وتحديد والاتفاق على الاستراتيجيات التعليمية اللازمة للوفاء بمعايير الإعتماد وتحقيق القدرات المطلوب من الطالب ان يكون قد حصل عليها بإنهائه سنوات الدراسة وقبل التخرج.

5) استخلاص وتحديد والاتفاق على استراتيجيات وطرق التدريس والتعلّم والتدريب وتقييم الطلاب والمنهج والاساليب اللازمة لتحقيق تلك الاستراتيجيات التعليمية المحددة.

6) استنادا الى الاستراتيجيات والمنهج والاساليب، الشروع في اتخاذ قرار بشأن نموذج المنهج الدراسي الذي يحقق تلك الاستراتيجيات والطرق والاساليب التي تم اختيارها.

7) مناقشة ومقارنة خيارات المنهج المختار ووضع أفضل توزيع لمحتوياته على مدى فترة الدراسة (السنوات الست) وفق أحد خيارات مثل: التاريخ الطبيعي للمرض، أساسيات المنطق السريري والممارسة، الشكوى السريرية، تكامل عملية التعلّم لدى الطالب، الإعتماد على المخرجات والقدرات وكما تم شرحه .... الخ.

8) تحديد وتقسيم سنوات الدراسة الى عدد من المراحل تجمع كل مرحلة عدد من السنوات بحيث يمكن تحديد اهداف مرحلية لكل منها تصب في تحقيق القدرات النهائية عند التخرج.

9) تحديد وتقسيم كل مرحلة الى عدد من السنوات التي تحقق في مجموعها اهداف المرحلة.

10) تحديد وتقسيم كل عام دراسي الى عدد من الوحدات او الكورسات او المواضيع مع كل المكونات المشتركة بحيث يمكن صياغة اهداف لكل وحدة او كورس والتي بدورها تصب في تحقيق اهداف السنة.

11) بإمكان الكلية اختيار منهج لكلية طب اجنبية يُلبي ما تم اختياره في اعلاه لعقد توأمة او اتفاق للمشاركة بمحتويات المنهج المطبق في الكلية الاجنبية والعمل على تعريق المحتويات لتلائم الحاجات الصحية للمجتمع العراقي وظروف وحاجة النظام الصحي الوطني للتطوير. وتوجد لدى مؤلفي هذا الكتاب محتوى تفصيلي كامل لمنهج تم تطبيقه في العراق ومناهج اخرى مطبقة خارج العراق.

3-15 ثالثا: التنفيذ

1) وضع خطة عامة لتنفيذ المنهج للسنوات الست ووضع خطة تفصيلية للتنفيذ للمرحلة الاولى او للسنة الاولى بأقل تقدير لتتبعها خطط سنوية اخرى.

2) وضع وتنفيذ خطة لمتابعة وتقييم المنهج وكجزء من منظومة متكاملة لبرنامج تقييم وتطوير المنهج المنفذ.

3) خطط لتوفير التسهيلات المناسبة من الابنية واللازمة لتنفيذ المنهج الدراسي من خلال تحوير وتجديد المتوفر او انشاء مبان جديدة.

4) تكليف عدد من اعضاء هيئة التدريس المهتمين بالتعليم الطبي والحاصلين على تدريب فيه للعمل كأعضاء في وحدة تطوير التعليم الطبي واللجان التي يشكلها مثل منسقي واعضاء لجان السنوات، ومنسقي واعضاء لجان الوحدات.

5) تدريب جميع اعضاء هيئة التدريس على المنطق الذي بني عليه المنهج المختار وعلى طرق التدريس والتعلّم فيه، وطرق تقييم الطلاب ودور الفروع العلمية ودور وحدة تطوير التعليم ومتطلبات الادارة اليومية للأنشطة التعليمية من الجميع اللازمة للتنفيذ الناجح للمنهج وربط هذا النجاح بنجاحهم.

6) وضع خطة للبحث العلمي في التعليم الطبي لمتابعة وتقويم المنهج ونشر البحوث والدراسات عن تجربة الكلية إعتمادا على البراهين والاساليب العلمية في البحث.

16 الخاتمة

يتبين مما تقدم وجود الحاجة لإعادة النظر بمناهج كليات الطب العراقية لغرض تحسين جودة التعليم الطبي وتطوير كفاءة الأطباء وتطوير النظام الصحي الوطني وبإعتماد وثيقة وطنية تتضمن وصف دقيق للقدرات المطلوب توفرها لدى الطالب لكي يتخرج بنهاية السنة السادسة من الكلية. ويتطلب من الكلية تبيان كيفية التأكد من ان المنهج المستخدم يوفر الفرص الكافية والمناسبة للطالب لكي يحصل على تلك القدرات من خلال توضيح الربط بين النشاطات الدراسية وتلك القدرات وتقييم هذا الربط بصورة دورية لغرض تعديل المناهج وفق ذلك. ويتطلب اي تعديل للمنهج الرجوع الى الأسس العامة للمنهج كمنظومة متكاملة وليس اختراع أسس جانبية جديدة تخل بالبناء الخاص بالمنهج وتدمره بأجمعه. فليس من المعقول ان تخرج اي كلية أطباء لم يحصلوا على فرص منهجية تتيح لهم تعلّم واستخدام وممارسة قدرات أساسية مطلوبة منهم ومعترف بها من قبل الكلية ظنا واملا منها بان يحصل هؤلاء الخريجون على تدريب مجدٍ بعد التخرج لتكتمل تلك القدرات في المراحل المتقدمة من الممارسة. يُشكّل هذا الافتراض ضررا كبيرا في الممارسة الطبية حيث يلجأ الطبيب غير الحاصل على القدرات الأساسية الى العمل بمبدأ الخطأ والصواب. اضافة الى ضرورة التعجيل بعملية الإعتماد لكليات الطب ودعمه ودعم المجلس الوطني للإعتماد وتنشيط عملية التطوير نحو تحقيق جودة التعليم الطبي في العراق.

وقد اقترحنا في هذا الكتاب نموذجا لمنهج يمتد لست سنوات بناءا على أحدث ما وصلت اليه البحوث والتجارب في المناهج والتعليم الطبي في العالم. وننوّه في هذا المجال، ان هذا الكتاب لم يتضمن تفاصيل المنهج المقترح بكل مكوناته، مثل المشاكل والشكاوى المرضية والاهداف التعليمية لكل النشاطات الدراسية وجداولها ومحتوى المنهج مفصلا

للسنين الست مع تعليمات التنفيذ والمتابعة ومن الممكن تزويدها للكلية الراغبة في تطوير منهجها. ونرحب باي استفسار او مقترح او تصويب وبالإمكان الاتصال بأحد المؤلفين لهذا الغرض وللحصول على تفاصيل أكثر.

17 الملحق أ: قدرات خريج كليات الطب العراقية

Graduate Outcomes of Iraqi Medical Colleges

Adapted from WHO Easter Mediterranean Regional Graduate
Outcomes
and the GMC-UK Outcomes of "Tomorrow's Doctors 2009"
Prepared by
G.Y. Mustafa-Alsheikh,
Former WHO Coordinator,
Former Founding Dean of Medicine (Tikrit and Hadhramaut),
Imperial College London.

2012

Graduate Outcomes of Iraqi Medical Colleges

The outcomes for a graduate of the medical college in Iraq will comprehensively cover the major three areas in having a graduate as:

(i)   a Scholar and Scientist and
(ii)   a Practitioner;
(iii)   a Professional.

In this document, a detailed set of generic outcomes for a medical graduate has been identified and is stated for different medical colleges in Iraq. These colleges are expected to discuss, agree on and adopt as appropriate to suit the national priorities and specificities and in particular to fulfil the Revised Iraqi Accreditation Guideline 2010. Each college need to endorse the outcomes after a thorough discussion by all stakeholders inside and outside the college. In particular, departments need to study the detailed components of the three roles and decide and document the department's contribution to the overall achievement of these components towards attaining the optimum outcomes by students upon graduation. In preparation, the colleges should take appropriate measures to re-design all curriculum elements to ensure achievement of these outcomes effectively and gradually during the study years. In particular, departments need to identify and make available, opportunities for all students to know, to show how, to perform and to independently practice each of the recommended competencies. As part of the accreditation process, each college should be able to show and clearly demonstrate which and how different curricular parts and activities lead to achievement of these detailed outcomes as described below. The standards described by the General Medical Council of the United Kingdom (Tomorrow's Doctors, 2009) have been basically utilized to respond to the Iraqi national standards (Revised Iraqi Accreditation Guideline 2010). The set of outcomes were proposed and discussed during a National Workshop on Accreditation, Arbil, September 2012 and was attended by Head and members of the National Committee for Accreditation of Medical Colleges and Deans of all the 23 medical colleges operating in Iraq and experts from Iraq and the World Health Organization.

Outcomes 1: The Graduate as a Scholar and a Scientist

1-1 The graduate will be able to apply to medical practice the principles, knowledge and methods learnt in basic medical sciences through ability to:

a) Relate and compare normal human structure and functions to common clinical presentations.
b) Relate the scientific bases and pathogenesis to common disease presentations.
c) Identify appropriate laboratory investigations towards differential diagnosis for common clinical cases.
d) Explain the fundamental principles underlying such investigative techniques.
e) Choose appropriate lines of management for common diseases and conditions.
f) Choose appropriate ways of preventing common diseases.
g) Demonstrate knowledge of drug actions: therapeutics pharmaco-dynamics and pharmacokinetics; drug side effects and interactions of multiple drugs in acute and long-term conditions.

h) Rationalize prescription of essential medicines and drugs to prevent adverse effects on communities such as the spread of antibiotic resistance.

i) Conduct accurate observations of clinical presentation and signs with relevant and objective critical analysis of the elicited clinical data.

1-2 The graduate will be able to apply to medical practice the principles, knowledge and methods of population health and the improvement of health and healthcare in being able to:

a) Discuss basic principles of health improvement, including the wider determinants of health, health inequalities, health risks and disease surveillance.

b) Assess how health behaviours and outcomes are affected by the diversity of the patient population.

c) Explain and apply the basic principles of communicable disease control in hospital and community settings.

d) Discuss the principles and application of primary, secondary and tertiary prevention of disease.

e) Recognise the role of environmental and occupational hazards in ill-health and discuss ways to mitigate their effects.

f) Discuss the role of nutrition in health.

g) Evaluate and apply epidemiological data in managing healthcare for the individual and the community.

h) Describe measurement methods relevant to the improvement of clinical effectiveness and care.

i) Discuss the principles underlying the development of health and health service policy, including issues relating to health economics and equity, and clinical guidelines.

1-3 The graduate will be able to apply to medical practice the principles, knowledge and methods of social sciences in being able to:

a) Explain normal human behaviour at the community level.
b) Discuss sociological concepts of health, illness and disease.
c) Apply theoretical frameworks of sociology to explain the varied responses of individuals, groups and communities to disease.
d) Explain sociological factors that contribute to illness, the course of the disease and the success of treatment – including issues relating to health inequalities, the links between occupation and health and the effects of poverty and wealth.
e) Discuss sociological aspects of behavioural change and treatment compliance.

1-4 The graduate will be able to apply to medical practice the Psychological principles, knowledge and methods in being able to:

a) Explain normal human behaviour at an individual level.
b) Discuss psychological concepts of health and disease.
c) Apply theoretical principles of psychology to explain the varied responses of individuals, groups and societies to disease.
d) Explain psychological factors that contribute to illness, the course of the disease and to the success of treatment.
e) Discuss psychological aspects of behavioural change and treatment compliance.
f) Discuss adaptation to major life changes, such as death and comparing and contrasting the abnormal adjustments that might occur in these situations.
g) Identify appropriate strategies for managing patients with dependence issues and other demonstrations of self-harm.

1-5 The graduate will be able to apply scientific method and approaches to medical research in being able to:

a) Critically evaluate the results of relevant diagnostic, prognostic and treatment procedures, trials and studies as reported in the medical and scientific literature.

b) Formulate relevant research questions in biomedical science, psychosocial science or population science.

c) Design appropriate protocol and plan of a study that will answer the formulated research questions.

d) Apply available findings from the literature to answer questions raised by specific clinical problems.

e) Appraise the ethical requirements and limitations involved in medical research.

Outcomes 2: The Graduate as a Practitioner

2-1 The graduate will be able to carry out a consultation session with a patient in showing ability to:

a) Take and record a patient's medical history, including family and social history, talking to relatives or other carers where appropriate.

b) Elicit patients' questions, their understanding of their condition and treatment options, and their views, concerns, values and preferences.

c) Perform a full physical examination.

d) Perform a mental-state examination.

e) Assess a patient's capacity to make a particular decision.

f) Determine the extent to which patients want to be involved in decision-making about their care and treatment.

g) Provide explanation, advice, reassurance and support.

2-2 The graduate will be able to diagnose and manage clinical presentations in showing ability to:

a) Interpret findings from the history, physical examination and mental-state examination.
b) Appreciate the importance of clinical, psychological, spiritual, religious, social and cultural factors.
c) Make an initial assessment of the patient's problem/s and a differential diagnosis appraising the processes by which doctors make and test a differential diagnosis.
d) Formulate a plan of investigation jointly with the patient/family and obtain informed consent as appropriate.
e) Interpret the results of investigations.
f) Assess the patient's problems and define the likely diagnosis or diagnoses.
g) Make clinical judgements and decisions based on the available evidence, in conjunction with colleagues and as appropriate for the graduate's level of training and experience with situations of uncertainty may be included.
h) Formulate a plan for treatment, management and discharge according to best evidence in partnership with the patients, their families and other health professionals with consideration to patients' concerns and preferences.
i) Support patients in caring for themselves.
j) Identify the signs that suggest children or other vulnerable people may be suffering from abuse or neglect and know what action to take to safeguard their welfare.
k) Contribute to the care of patients particularly children and elderly including management of symptoms and effective communication and team working.

2-3 The graduate will be able to communicate effectively with patients, families, communities and colleagues in a medical context in showing ability to:

a) Communicate clearly, sensitively and effectively with patients, their relatives or other carers, communities, colleagues and members of health teams from the medical and other professions by listening, sharing and responding.

b) Communicate clearly, sensitively and effectively with individuals and groups regardless of their age, social, cultural or ethnic backgrounds or their disabilities in the appropriate language.

c) Communicate by spoken, written and electronic methods including medical records and be aware of other non-verbal methods of communication used by patients like body language and expression.

d) Communicate appropriately in difficult circumstances, such as when breaking bad news, and when discussing sensitive issues, such as alcohol consumption, smoking or obesity.

e) Communicate appropriately with difficult or violent patients.

f) Communicate appropriately with people with mental illness.

g) Communicate appropriately with vulnerable patients.

h) Communicate effectively in various roles, for example, as patient advocate, teacher, manager or improvement leader.

2-4 The graduate will be able to provide immediate care in medical emergencies and outpatient departments in showing ability to:

a) Assess and recognise the severity of a clinical presentation and a need for immediate emergency care.

b) Diagnose and manage acute medical emergencies.
c) Provide basic first aid.
d) Provide immediate life support.
e) Provide cardio-pulmonary resuscitation or direct other team members to carry out resuscitation.

2-5 The graduate will be able to prescribe drugs safely, effectively and rationally in showing ability to:

a) Establish an accurate drug history, covering both prescribed and other medication including sensitivity to any particular medicine(s).
b) Plan appropriate drug therapy for common indications including pain and distress.
c) Propose a clear, safe and legal prescription.
d) Calculate appropriate drug doses and record the outcome accurately.
e) Provide patients with appropriate information about their medicines.
f) Access reliable information about medicines.
g) Monitor, detect and report adverse drug reactions.
h) Demonstrate awareness that many patients use complementary and alternative therapies, and awareness of the existence and range of these therapies, why patients use them, and how this might affect other types of treatment that patients are receiving.

2-6 The graduate will be able to carry out practical procedures safely and effectively in showing ability to:

a) Perform a range of diagnostic procedures (as listed below and college to adapt appropriately) and measure and record the findings:
   i. Measuring body temperature.
   ii. Measuring pulse rate and blood pressure.

iii. Trans-cutaneous monitoring of oxygen by applying, and taking readings from, an oxygen saturation electronic device.

iv. Venepuncture and taking a sample of blood for testing or to give an injection into the vein.

v. Managing blood samples in making sure that blood samples are correctly labelled and placed and sent to the laboratory promptly and in the correct way taking measures to prevent spilling and contamination.

vi. Taking blood samples of venous blood to test for the growth of infectious organisms in the blood using special blood containers and laboratory procedures.

vii. Measuring blood glucose in the patient's blood at the bedside using appropriate equipment and strips and interpreting and recording results.

viii. Managing an electrocardiograph including setting up a continuous recording of the ECG ensuring the recorder is functioning correctly and interpreting the tracing.

ix. Performing and interpreting common signs in a full 12-lead electrocardiograph ECG.

x. Recording and interpreting basic respiratory function tests.

xi. Conducting urine multi dipstick test for abnormal contents such as blood or protein.

xii. Advising patients on how to collect mid-stream urine to reduce risk of contamination of the sample.

xiii. Taking nose, throat and skin sterile swabs.

xiv. 14. Making nutritional assessment of the patients including an evaluation of their diet, their general physical condition and measurement of height, weight and body mass index.

b) Perform a range of therapeutic procedures (as listed below and college to adapt appropriately) and measure and record the findings: Procedure description in lay terms

i. Administering oxygen and allowing the patient to breathe a higher concentration of oxygen than normal via a face mask or other equipment.

ii. Establishing peripheral intravenous access and setting insert a fluid infusion and use of infusion cannula and connecting the tube to appropriate choice of fluids and their doses and regulate the rate of fluid administration.

iii. Parenteral administration of drugs (injection into the patient's vein).

iv. Calculating dosage and administration of insulin and use of sliding scales patient requires, calculating how many units of insulin and what strength of insulin solution to use, and how it should be given.

v. Administering subcutaneous and intramuscular injections.

vi. Administering Blood transfusion including correct identification of the patient and checking blood groups and cross matching and observation for possible reactions to the transfusion, and actions if they occur.

vii. Inserting and removing Male and female urinary catheterisation.

viii. Instructing patients in the use of devices for inhaled medication e.g. to treat asthma.

ix. Suturing skin of simple wounds including use of local anaesthetic.

x. Caring for wound and basic wound including providing basic care of surgical or dressing traumatic wounds and applying dressings appropriately.

xi. Using correct techniques for moving and handling including methods for moving, lifting and handling of people or objects in the context of clinical care to avoid injury to patients, colleagues and oneself.

c) Demonstrate correct general aspects of practical procedures in medical practice (as listed below and colleges may adapt appropriately):

i. Giving information about the procedure and making sure that the procedure is acceptable to patient and obtaining and recording consent when appropriate.

ii. Ensuring that the procedure is performed and the patient is cared for appropriate aftercare and watched appropriately after the procedure.

iii. Following approved processes for hand washing and cleaning before procedures or surgical operations (including surgical scrubbing up).

iv. Making correct use of equipment and supplies to self-protect and prevent the spread of body fluid and cross-infection between operator and patient (gloves, gowns, masks...etc).

v. Taking all steps necessary to prevent the spread of infection before, during or after a procedure.

vi. Ensuring safe disposal of clinical waste like needles and other 'sharps' are carefully handled and placed in a suitable container for disposal.

2-7 The graduate will be able to use information effectively in a medical context in showing ability to:

a) Keep accurate, legible and complete clinical records.

b) Make effective use of available information systems in storing and retrieving information including data bases and computers.

c) Keep to the requirements of confidentiality and data protection legislations and codes of practice in all dealings with information.

d) Access information sources and use the information in relation to patient care, health promotion, giving advice and information to patients, and research and education.

e) Apply the principles, method and knowledge of health informatics to medical practice.

Outcomes 3: The Graduate as a Professional

3-1 The graduate will be able to behave according to ethical and legal principles as described by the regulatory and professional bodies and show the ability to:

a) Recognize the described ethical guidance and standards set up by the national regulatory and professional bodies which express what is expected of all doctors practicing in the country.

b) Demonstrate awareness of the clinical responsibilities and role of the doctor in making the care of the individual and community the first concern and in recognising the principles of patient-centred care and dealing with healthcare needs in consultation with individuals and communities where appropriate.

c) Be well-mannered, kind, trustworthy and honest and to act with integrity and to maintain confidentiality, respect patients' dignity and privacy and recognize the importance of appropriate consent.

d) Respect all patients, relatives, colleagues and others regardless of their age, colour, culture, disability, ethnicity, origin, gender, lifestyle, marital status, race, religion or beliefs, or social or economic status.

e) Recognise the rights and the equal value of all people and how opportunities for some people may be restricted by others' perceptions.

f) Understand and accept the legal, moral and ethical responsibilities involved in protecting and promoting the health of individual patients, their dependants and the community including vulnerable groups such as children, older people, people with learning disabilities and people with mental illnesses.

g) Demonstrate knowledge of laws, and systems of national professional regulation relevant to medical practice including the ability to complete relevant certificates and legal documents and liaise with the forensic authorities where appropriate.

3-2 The graduate will be able to reflect, learn and teach others towards ensuring that patients and communities

receive the highest level of professional care in showing ability to:

a) Self-assess and identify and acknowledge gaps in knowledge, skills and attitude and shortcomings and seek sources and support to bridge gaps and fulfil the identified needs.

b) Acquire, assess, apply and integrate new knowledge, skills and attitude

c) Learn to adapt to changing circumstances.

d) Recognise own personal and professional limits and seek help from colleagues and supervisors when necessary.

e) Establish the foundations for lifelong learning and continuing professional development including a professional development portfolio containing reflections, achievements and learning needs.

f) Continually and systematically reflect on practice and, whenever necessary, translate that reflection into action using improvement techniques and systematically review appropriately and critically appraise for example the prescribing of the health team.

g) Manage time and prioritise tasks, and work autonomously when necessary and appropriate.

h) Function effectively as a guide and teacher to other junior members of team including contributing to the appraisal, assessment and review of colleagues, giving effective feedback, and taking advantage of opportunities to develop these skills.

3-3 The graduate will be able to learn and work effectively within a multi-professional team in showing ability to:

a) Recognize and respect the roles and expertise of health and social care professionals in the context of working and learning as a multi-professional team.

b) Appreciate the contribution made through effective inter-disciplinary team working towards the delivery of safe and high-quality health care.

c) Work with colleagues in ways that best serve the interests of patients and communities through passing on information and handing over care, demonstrating flexibility, adaptability and a problem-solving approach.

d) Demonstrate ability to build team capacity and positive working relationships and undertake various team roles including leadership and the ability to accept leadership by others.

3-4 The graduate will be able to protect patients and improve health care in showing ability to:

a) Place patients' needs and safety at the centre of the care process.

b) Deal effectively with uncertainty and change.

c) Recognize how medicine is practised at national and local levels including the organisation, management and regulation of healthcare provision, the structures, functions and priorities of the national health system and the roles of, and relationships and levels of responsibilities involved in protecting and promoting individual and community population health.

d) Promote, monitor and maintain health and safety in the health facility and in community and recognise how errors can happen in practice and apply the principles of quality assurance, clinical governance and risk management to medical practice.

e) Recognize and experience the principles and methods of improvement, including audit, adverse incident reporting and quality improvement, and how to use the results of audits and studies to improve practice.

f) Respond constructively to the outcomes of appraisals, performance reviews and assessments.

g) Demonstrate awareness of the role of doctors as managers, including seeking ways to continually improve the use and prioritisation of resources.

h) Recognize the importance of, and the need to keep to measures to prevent the spread of infection and apply the principles of infection prevention and control.

i) Recognise own personal health needs, consult and follow the advice of a suitably qualified professional and protect patients from any risk posed by own health.

j) Recognise the duty to take action if a colleague's health, performance or conduct is putting patients at risk.

End-of-Document

18 الملحق ب: مخرجات وقدرات المتخرج من كلية طب الشارقة

(مشتقة من مخرجات مجلس الإعتماد الاميركي للتعليم الطبي)

Graduate Outcome Competencies

University of Sharjah College of medicine

Outcome Competencies and Corresponding Curriculum Objectives The competencies are structured around six domains, similar to the competencies of the Accreditation Council of Graduate Medical Education, USA.

A. **Patient and Population Care**

B. **Knowledge**

C. **Evidence-Based Practice and Lifelong Learning**

D. **Interpersonal and Communication Skills**

E. **Ethics and Professionalism**

F. **Health Care Systems and Cost-Effective Practice**

A: Patient and Population Care Competencies

1. Communicate effectively with patients, families and groups.
2. Gather essential and accurate information about their patients, for the purposes of problem identification and characterisation.
3. Make informed decisions about diagnostic and therapeutic interventions based on patient information and preferences, up-to-date scientific evidence, and clinical judgment.
4. Develop and carry out (patient) management plans, with the engagement of patients as partners.
5. Perform competently medical procedures considered essential for the management of common health problems.
6. Counsel and educate patients and their families.
7. Use information technology to support patient care decisions and patient education.

8. Provide and advocate for health care services aimed at preventing health problems or maintaining health.
9. Work with health care professionals, including those from other disciplines and professions, to provide patient, family and community care.

B: Knowledge Competencies

1. Acquire a core of basic and clinical supportive sciences which are appropriate to the care of a patient and the community.
2. Demonstrate a reasoning and analytic thinking approach to clinical situations and applying medical knowledge in patient problem solving.

C: Evidence-Based Practice and Lifelong Learning Competencies

1. Exhibit good "information habits", making decisions based on evidence, when such is available, rather than opinion.
2. Locate, appraise, and assimilate evidence from scientific studies related to their patients' health problems.
3. Apply knowledge of research designs and statistical methods to the appraisal of clinical studies and other information on diagnostic and therapeutic effectiveness.
4. Demonstrate knowledge of the information resources and tools available to support life-long learning.
5. Understand information technology's impact on basic clinical and biomedical research.

D: Interpersonal and Communication Skills Competencies

1. Create and sustain effective, ethically sound, caring and respectful relationships with patients and families.

2. Work effectively with others as a member or leader of a health care team, or other professional group.

E: Ethics and Professionalism Competencies

1. Demonstrate respect, compassion, and integrity; a responsiveness to the needs of patients and society that supersedes self-interest; accountability to patients, society, and the profession; and a commitment to excellence and on-going professional development.
2. Demonstrate a commitment to ethical principles pertaining to provision or withholding of clinical care, confidentiality of patient information, informed consent, and business practices.
3. Demonstrate sensitivity and responsiveness to patients' culture, age, gender, and disabilities

F: Health Care Systems and Cost-Effective Practice Competencies

1. Advocate for quality patient care and assist patients in dealing with healthcare system complexities.
2. Practice cost-effective health care and resource allocation that does not compromise quality of care.
3. Understand how their patient care and other professional practices affect the health care organization and the larger society and how these elements of the system affect their own practice.

Rationale and Key Attributes of the Curriculum

1. Continuum of Medical Education: The curriculum will provide an educational experience that ensures continuing development from undergraduate to internship and further postgraduate training.
2. Outcome competency-based curriculum: Core competencies essential for good medical practice

guides the curriculum structure, organization, learning and teaching approaches, student assessment outcome and program evaluation.

3. Integrated curriculum: The thematic organization of the curriculum allows maximum degree of horizontal integration across the themes and vertical spiral integration within the themes.

4. Systems-based curriculum: A systems-based approach will replace the traditional discipline-based curriculum.

5. Early introduction of clinical sciences and skills: This is coordinated with the Organ System organization in the first two years emphasizing the relevance and application of knowledge learned from the Basic Medical Sciences domains.

6. Self-directed learning: The curriculum and timetable is structured so that students have time to learn through self-reflection, self-evaluation, clinical reasoning and critical thinking to be lifelong independent learners.

7. Student-centred flexible learning: The learning environment will be structured to allow more flexibility and choice in time, place and style of learning.

8. Diversity of learning contexts: The course will be delivered in different settings that provide wide experience in community-based contexts.

9. Learning basic medical sciences in the clinical environment.

10. Introducing research as integral part of the PBL sessions to inculcate research culture.

11. Introducing Ultrasound training starting from Year 1 to supplement radiological anatomy and clinical skills.

12. Generic attributes for effective medical practice: The new curriculum will promote a culture that recognizes service, teamwork, scientific enquiry and lifelong learning as essential elements in the effective practice of medicine.

13. Medical Humanities: The two courses "History of Medical and Health Sciences" and "Arts and Medicine"

are two unique features of the curriculum contributing to the general make up of cultured medical graduate at UOS.

14. Students' assessment: Designed to recognize the development of key attributes and qualities rather than to reward short-term superficial learning. Formative, continuous and summative assessments are used to monitor student progress and review curriculum implementation and outcomes.

15. Time and length: Following the successful completion of the Foundation year, the course will be of five years duration and have around 20-25 contact hours per week. This provides ample opportunity for students to learn through self-directed study.

16. Yearly Assessment System: As it is an integrated curriculum, the assessment in the curriculum is a continuous process. Scores are reported on a yearly basis and the Pass / Fail decisions are made at the end of each year.

End-of-document

19 المصادر References

AbdulZahra, MS, Al-Aaridhi, S. (2012) 'The First Step to words the integration of teaching in a way that medical College', *The Islamic University College Journal*, 16, pp. 5–50. See: https://www.iasj.net/iasj?func=fulltext&aId=75308.

Ackoff, RL, & Greenberg, D. (2008) *Turning learning right side up: Putting education back on track.* New Jersey: Pearson education Inc.

Al-Chalabi,TS, Al-Na'ama, MR, Al-Thamery,DM, Alkafaje, AMB, Mustafa, GY, Joseph, G, and Sugathan, TN. (1983) 'Critical performance analysis of rotating resident doctors in Iraq', *Medical Education*, 17(6), pp. 378–384. doi: 10.1111/j.1365-2923.1983.tb01124.x.

Aldamluji, S. (2003) The Iraqi Royal College of Medicine: A personal memoire, Volume 1: 1927-1946. (In Arabic language). Beirut: Arab Establishment for Studies and Publishing.

Aldujaily AA, Allan AI, Alsheikh G. (1998) 'Students' self-assessment as an integral part of the curriculum in Tikrit University College of Medicine.', *Medical Journal of Tikrit University*, 4, pp. 65–68. See: https://goo.gl/MBLLJG.

AlHelli, A. (2010) 'Evaluation of Medical Colleges` Graduates in Iraq', *Karbala J. Med.*, 3(3), p. 919-925.
https://www.iasj.net/iasj?func=fulltext&aId=19180

Al-Jobori, SS, Al Mousawi, AM , Abutiheen, A. (2016) 'Integrated Problem Based Learning (PBL) Evaluation by Students in Kerbala Medical College.', *Al-Kindy Col. Med. J.*, 12(1), pp. 48–56.
https://www.iasj.net/iasj?func=fulltext&aId=115743

Alkafajei, AMB. (1996) Measuring Resident Physicians Performance in Patient Management. Annals of Mosul Coll. Of Med. 11, 88-100.

Alkafajei AM, Antony R, Joseph, G. (1983) 'The Way We Teach Community Medicine to Final Year Medical Students.', *Medical Teacher*, 5(4), pp. 137–43.

Alkafajei, AM, Antony, R, Joseph, G. (1984) 'Undergraduate medical education and primary care'. Saudi Medical Journal, 5, pp. 152-158.

Al-Masri, Ibn Radhwan. (1986) Al Kitab Al Nafe'a Fee Kayfeyat Ta'aleem Sina'at Al Tib, Kamal Al Samarrai (Ed.). (In Arabic language). Baghdad University Press.

Al-Na'ama, MR; Alkafajei, AMB; Joseph, G. (1980) Profile of the medical student and his outlook on medical education— the Basrah experience. Medical education, 14(6), 401-408.

Al-Shahwany, S; Muneer, R; Alsheikh, GYM; Al-Hamdany, Y. (1999) Integrated primary health care across the entire medical curriculum in Tikrit University College of Medicine, Iraq. Medical Journal of Tikrit University, 5, i-ii. https://goo.gl/a6r7nU

Alsheikh, GYM. (2012) 'Graduate Outcomes of Iraqi Medical Colleges.' See: https://goo.gl/o615rG.

Alsheikh, GYM, Allan, A. I. M. and Suleiman, N. D. (1997) 'The effect of objective study on the attitudes of medical students towards their future professional skills.', *Medical Journal of Tikrit University*, 3, pp. 209–214. https://goo.gl/saQsCR

Alsheikh, GYM, Allan, A. I. M. and Sulaiman, N. D. (1999) 'Development of student's self reliance and decision making during study in Tikrit University College of Medicine.', *Medical Journal of Tikrit University*, 5, pp. 117–122. doi: 10.13140/RG.2.1.3375.3042. https://goo.gl/EGT4zM

Alsheikh, GYM, Jawad, TK, and Mustafa, O. (2018) 'Evaluation of Iraqi medical colleges curricula in light of development in medical education. ' *Al Fatih Journal of Educational and*

Psychological Research, 14(1) Issue 74: 41-83.

Alsheikh, GYM, Kadhim, T.J. and Mustafa, O. (2018) *Daleel Tatweer Manahij Kuliat alTibb al-Iraqia (Guide to Development of Iraqi Medical Colleges Curricula)*. Baquba, University of Diyala Press.

Alwan, AH, Alsheikh, G. Y. M. (1995) 'In Arabic: Teaching subspecialties in the fifth year clinical clerkship in TUCOM: A new method.', in *Abstracts of Saddam College of Medicine Conference on Medical Education, Baghdad*. Baghdad. See: https://goo.gl/W5DwPH.

Anderson, J. (1980) *Cognitive Psychology and its implications*. San Francisco: W.H. Freeman.

Armstrong, K, Ranganathan, R, and Fishman, M. (2018) 'Toward a Culture of Scientific Inquiry — The Role of Medical Teaching Services', *The New England Journal of Medicine*, 378(1), pp. 1–3.

Barr,R.J. and Tagg, J. (1995) 'From Teaching to Learning: A New Paradigm for Understanding Education', *Change*, 27(6), pp. 12–25.

Barrows, H. (1986) 'A taxonomy of problem-based learning methods.', *Medical Education*, 20(6), pp. 481–486.

Barrows, H. (2000) 'Foreword in Problem-based Learning: A Research Perspective on Learning Interaction.', in D. Evenson and C. Hmelo (ed.) *Problem-based Learning: A Research Perspective on Learning Interaction.* New Jersey: Lawrence Erlbaum Associates.

Barrows, H. S. and Tamblyn, R. M. (1980) 'Problem based-learning: An approach to medical education', *Springer Publishing Company*, 1, p. 224.

Beni-Hani, I; Al-Saudi, K; Alkafajei, A. (2003) Innovative learning approaches in an established medical school: the experience at JUST in Jordan. Eastern Mediterranean Health Journal, 9, Nos 5/6, 1084-1092.

Billetts, S. (2006) 'Constituting the workplace curriculum.', *Journal of Curriculum Studies*, 38(1), p. 31–48.

British Medical Journal (1928). Iraq College of Medicine. *BMJ, 3501, 11 February: 229-230.*

British Medical Association. (2017) *Studying medicine-becoming a doctor: Course and teaching types at medical school.* See: https://goo.gl/5Czprc

Conway, J. and Little, P. (2000) 'From Practice to Theory:

Reconceptualising Curriculum Development for Problem-based Learning', in *Problem-based Learning: Educational Innovations across Disciplines. Selected papers from the Second Asia-Pacific Conference on Problem-based Learning.* Singapore.

Cooke,M, Irby, DM, O'Brien, BC. (2010) *Educating Physicians: A Call for Reform of Medical School and Residency.* San Francisco, CA: Jossey-Bass: A Wiley Imprint.

Custers, E. (2008) 'Long-term retention of basic science knowledge: A review study.', *Advances in Health Sciences Education*, 15, p. 109–128.
See: https://www.ncbi.nlm.nih.gov/pubmed/18274876

Dale, E. (1969). *Audiovisual methods in teaching. Third edition.* New York, etc.: Dryden Press; Holt, Rinehart & Winston.

Epstein, R. M. and Hundert, E. M. (2002) 'Professional Competence', *JAMA*, 287(2), pp. 226–235. doi: 10.1504/IJHTM.2002.001137.

Eva, K, Cunnington, J, Reiter, H, Keane, D & Norman, G. (2004) 'How can I know what I don't know? Poor self-assessment in a well-defined domain.', *Advances in Health Sciences Education*, 9(3), pp. 211–224.

Feltovich, P., Spiro, R., & Coulson, R. (1997) 'Issues of expert flexibility in contexts charac- terized by complexity and change. Expertise in context: Human and machine.', in P. Feltovich, K. Ford, & R. H. (Eds.. (ed.) *Expertise in context: Human and machine.* Menlo Park,. CA.

Flexner, A. (1910) 'Medical Education in the United States and Canada Bulletin Number Four (The Flexner Report)', *Carnegie Bulletin*, p. 364. doi: 10.1001/jama.1943.02840330031008.

General Medical Council. (1993) *Tomorrow's Doctors.* See: https://goo.gl/o98J3W.

General Medical Council. (2015) *Outcomes for graduates.* See: https://www.gmc-uk.org/education/undergraduate/undergrad_outcomes.asp.

General Medical Council (2018). Bodies awarding UK medical degrees. https://www.gmc-uk.org/education/how-we-quality-assure/medical-schools/bodies-awarding-uk-medical-degrees Accessed on 23/7/2018.

Halwani, T. and Takrouri, M. (2006). Medical laws and ethics of Babylon as read in Hammurabi's code (History). *The Internet Journal of Law, Healthcare and Ethics, Volume 4 Number 2.*

Harden, R. M., owden, S. and Dunn, W. R. (1984) 'Educational strategies in curriculum development: the SPICES model', *Medical Education*, 18(4), pp. 284–297. doi: 10.1111/j.1365-2923.1984.tb01024.x.

Howson C, U. P. (1989) *Scientific Reasoning: The Bayesian Approach.* La Salle IL: Open Court.

Jasim, WM, Al-Taee, W. (2013) 'Opinions of Nineveh medical college students regarding current medical educational methods and teaching strategies.', *Tikrit Journal of medicine*, 19(1), pp. 114–119. See: https://www.iasj.net/iasj?func=fulltext&aId=88955.

Jawad, A. S. (2013) 'Sir Harry C Sinderson Pasha (1891-1974): Physician, medical educator and royal confidant', *Journal of the Royal College of Physicians of Edinburgh*, 43(1), pp. 82–87. doi: 10.4997/JRCPE.2013.118.

Johnson, V. (1962) 'Historical Development of Accreditation in Medical Education.', *JAMA*, 181, p. 616–619.

Kadhim, T. J. (2017) *Un-published data.*

Kahn, P. and Rourke, K. O. (2005) 'Understanding Enquiry-Based Learning', *Learning*, pp. 1–12. doi: 10.1002/9781118944707.ch10.

Khonda, S. and AlYassin, Dh. (2007). *Baghdad College of Medicine in Eight Decades. (In Arabic language). Baghdad: Baghdad University Press.*

Knoster, T., Villa, R., & Thousand, J. (2000) 'A framework for thinking about systems change', in Thousand, R. & V. & J. (ed.) *Restructuring for caring and effective education. Piecing the puzzle together.* Baltimore: Paul H. Brookes Publish, pp. 93–128.

Koh, G. C. H. *et al.* (2008) 'The effects of problem-based learning during medical school on physician competency: A systematic review', *Cmaj,* 178(1), pp. 34–41. doi: 10.1503/cmaj.070565.

Kyriacou, D. N. (2004) 'Evidence-based medical decision making: Deductive versus inductive logical thinking', *Academic Emergency Medicine,* 11(6), pp. 670–671. doi: 10.1197/j.aem.2004.02.512.

Lawton, J. (1977) 'The use of advance organizers in the learning and retention of logical operations and social studies concepts.', *Am Educ Res J,* 14, p. 25–43.

Leicester, University of (2011) *Leicester visit boosts Iraqi medical training.* See: https://www2.le.ac.uk/news/blog/2011-archive/july/leicester-visit-boosts-iraqi-medical-training.

Ludmerer, K. (1985) *Learning to heal: The development of American medical education.* New York: Basic Books.

Mandin, H, Harasym, P, Eagle, C, Watanabe, M. (1995) 'Developing a "clinical presentation" curriculum at the University of Calgary.', *Academic Medicine*, 70(3), p. 186–93.

Maudsley, G. (1999) 'Do we all mean the same thing by "Problem-based Learning"? A review of concepts and a formulation of the grounds rules', *Academic Medicine*, 74(2), pp. 178–185. See: https://goo.gl/nGp22G

Miller, G. E. (1990) 'The assessment of clinical skills/competence/performance', *AAMC Academic Medicine Journal of the Association of American Medical Colleges*, 65(9), pp. S63–S67. See: http://www.ncbi.nlm.nih.gov/pubmed/16547622.

Montgomery, GJ. And Drake, K. (1990) 'Abductive reasoning networks.', *Neurocomputing*, 2, pp. 97–104.

Mustafa, OG, Hassoun, AF, *et al.* (1999) 'Evaluation of Medical Graduates Performance from Their Seniors' Point Of View', The Medical Journal of Tikrit University (1999);5:149-157. https://goo.gl/2VS7Yt

Mustafa, O & Alsheikh, G. (2018) 'Scientific inquiry in undergraduate medical education', *In press.*

National Council for Accreditation of Medical Colleges. (2016) *Iraqi National Standard for Accreditation of Medical Colleges.* See: https://goo.gl/nGp22G

Nendaz, M, & Bordage, G. (2002) 'Promoting diagnostic problem representation.', *Medical education*, 36(8), p. 760–766.

Neufeld, V. R., Woodward, C. a and MacLeod, S. M. (1989) 'The McMaster M.D. program: a case study of renewal in medical education.', *Academic medicine*, 64(8), pp. 423–432.

O'Neill, P. A., Morris, J. and Baxter, C. M. (2000) 'Evaluation of an integrated curriculum using problem-based learning in a clinical environment: the Manchester experience.', *Medical education*, 34(3), pp. 222–30. See: http://www.ncbi.nlm.nih.gov/pubmed/10733712

Papa, FJ; Harasym, PH. (1999) Medical curriculum reform in North America, 1765 to the present: A cognitive science perspective. Acad. Med. 74(2), 154-164.

Paterson JW (1956) 'Western Reserve inter-departmental and departmental teaching of medicine and biological sciences in four years.', *Journal of Medical Education*, 31, p. 521–529.

Schmidt, H. G. (1983) 'Problem-based learning: Rationale and description', *Medical education*, 17, pp. 11–16.

Shariff, M, Alsheikh, G. (1995) 'Developing a new fully integrated course in TUCOM fourth year clinical study based on complaint rather than discipline.', *Medical Journal of Tikrit University*, 3, p. ii. See: https://goo.gl/8sHoQy.

Sox HC, Blatt MA, Higgins MC, M. K. (1988) *Medical Decision Making*. Boston: Butterworth-Heinemann.

Sulaiman, N. D. and Alsheikh, G. (1995) 'The fully integrated problem based medical curriculum: experience in Tikrit University College of Medicine', *Yemen Medical Journal*, 1, pp. 78–82. See: https://goo.gl/7Voefh

Sweeney, G. (1999) 'The challenge for basic science education in problem-based medical curricula.', *Clinical Investigative Medicine*, 22(1), pp. 15–22. See: https://goo.gl/TmWMAo

Tajer, SM, Khattab, O. (2008) 'Assessment of current situation of medical education in the College of Medicine-University of Baghdad.', *Journal of the Faculty of Medicine Baghdad*, : 50(4), p. 451–455. See: https://www.iasj.net/iasj?func=article&aId=934.

Tang, C. and Tang, D. (2017). '*The trend and features of the doctor workforce supply in China after the national medical licensing system reform from 2005–15: a longitudinal analysis*'. *The Lancet,* 11 December 2017: Poster Abstracts.

Violato, C. (2016) 'A Brief History of the Regulation of Medical Practice: Hammurabi to the National Board of Medical Examiners', *Journal of Science and Medicine*, 2(1), pp. 122–129.

WHO (1964) *First Regional Medical Education Conference Tehran 1962: Regional Committee for the Eastern Mediterranean, Agenda item 10.*

WHO (1971) *Second conference on medical education in the eastern mediterranean region, Teheran. 12 - 19 December 1970.* Alexandria: WHO/EMRO.

WHO (1986) *Health Manpower Development in countries of the Eastern Mediterranean Region. WHO EMRO Report No. I!M/RC33/11.* See: https://goo.gl/aL5sg2.

Wilson, J.L and McDonald, J. J. (1961) 'Medical Education in the Arab Middle East.', *Journal of Medical Education*, 36, pp. 1177–1199.

Preparing Tomorrow's Doctors: A Call for Reform of Iraqi Medical Curriculum

Section in Arabic

suitable for students who are more advanced in their learning but need to follow what is known to, and followed by, experts[1].

The Arabic part of this book covers further areas not included in this abridged part in English. It covers steps to develop and adopt the innovative curriculum and brief description of the most effective curricular approach. It also describes analysis of the Iraqi set of accreditation standards[2] to identify the required educational strategies necessary for the design and development of the reformed curriculum plus analysis of Iraqi graduate outcomes[3] for identifying the required curricular content that need to be included to achieve the prescribed graduate outcomes. Also covered are other guiding essentials and examples of tools needed for developing innovative curricula.

-END OF ENGLISH PART-

---

[1] Kyriacou, D. N. (2004) 'Evidence-based medical decision making: Deductive versus inductive logical thinking', *Academic Emergency Medicine*, 11(6), pp. 670–671. doi: 10.1197/j.aem.2004.02.512.

[2] National Council for Accreditation of Medical Colleges. (2016) *Iraqi National Standard for Accreditation of Medical Colleges.* See: https://goo.gl/nGp22G

[3] Alsheikh, GYM. (2012) 'Graduate Outcomes of Iraqi Medical Colleges.' See: https://goo.gl/o615rG.

upper steps on the Miller's pyramid scale (stages of Shows how and Does)[4].

The problem-based approach is also the result of the self-identification of the student's systematic learning needs identified through structured small group discussions and close team work during the week-long study of the "problem of the week". The presence of the need and the inquiry process motivates the student to extend the investigations and to decide their own quest of self-study. This forms part of a repeated cycle of self-assessment and incremental learning every week which enhances learning throughout the year and during study at medical school and beyond. This is a characteristic that is not provided by any other method. According to comparative research, PBL curriculum provides opportunities for students to achieve many knowledge applications, skills and vocational abilities described in the graduates' outcomes[5].

The rationale of combining PBL in first three years and case-based learning (CBL)-clinical presentation curriculum (CPC) in the fourth and fifth years is based on the fact that PBL is a deductive method of inquiry while CBL-CPC is inductive. The deductive method is suitable for beginner learners while the inductive method is

---

[4] Miller, G. E. (1990) 'The assessment of clinical skills/ competence/performance', *AAMC Academic Medicine Journal of the Association of American Medical Colleges*, 65(9), S63–S67.

[5] Maudsley, G. (1999) 'Do we all mean the same thing by "Problem-based Learning"? A review of concepts and a formulation of the grounds rules', *Academic Medicine*, 74(2), pp. 178–185.

Despite the students' enjoyment of clinical skills and their early exposure to clinical training, the experience renders the students as passive observers of clinical practice. Consequently, students do not consider the clinical exposure relevant to the assessments being done and pay more attention to memorising the knowledge required to pass assessments and exams. This phenomenon increases when combined with a system of examinations that focuses more on the information taught by the teachers. The students will find it difficult to know why and how information, taught to them in large lecture theatres and in small group teaching sessions, can be used in front of the patient. In summary, there is a lack of opportunities to practice experiential knowledge, which helps students to learn in-depth integrated knowledge. This is lost in this approach because of the dominance of opportunities for teaching in comparison to learning.

There are clear indications that the mixed hybrid approach does not achieve its clinical integration goal, because of the limited opportunities to deal with the needs and abilities of the learner[6]. On the other hand, the curriculum based on discrete scientific subjects (traditional approaches), have received the least positive points on the scale of comparative tools in being totally dependent on negative learning methods with low rates of achieved learning as compared to other curricula. When implementing the integrated approach compared to the problem-based approach there are far less essential curricular opportunities to allow the student to use and implement the

---

[6] Cooke,M, Irby, DM, O'Brien, BC. (2010) *Educating Physicians: A Call for Reform of Medical School and Residency.* Edited by 1. San Francisco, CA: Jossey-Bass: A Wiley Imprint.

subjects with complementary modules that are organ-systems-based. This type of study covers the normal and abnormal structure and function of the body parts. In addition, various other topics provide the students with the knowledge and skills from topics such as molecular structures and community-based medicine.

The integrated curriculum applied in Iraqi medical colleges is based on the "Compare-and-Contrast learning strategy" which has been shown to facilitate learning and develop a better objective understanding of the approach based on separate topics[7]. This approach is certainly an important development from the traditional curriculum because it guides students' understanding and integration of information by placing the learning process within a clinically relevant framework. At the same time however, the approach retains the teaching methods based on the teacher-centred role and utilises activities that encourages delivering teaching rather than promotes learning. The learning process starts with lectures, followed by teacher-centred small group teaching and then to be followed by case discussions. With the additions of activities such as "small group teaching" and not "small group learning", this demonstrates an imbalance between the large volume of scientific information taught to the student against the limited amount of learning activities. Also, the amount of factual knowledge being assessed is far greater than clinical knowledge/skills.

---

[7] Nendaz, M, & Bordage, G. (2002) 'Promoting diagnostic problem representation.', *Medical Education*, 36(8), p. 760–766.

evaluation is conducted to provide an opportunity for feedback and enforce the learning.

This kind of inquiry-based curriculum is based on deductive approach of study which is suitable for novice students in early years of study. In the last three years of the study (especially the fourth and fifth), the problem is replaced by a clinical complaint. At this stage, the activity of the week is followed by a different structure of discussion. The "Scheme" map is prepared by specialists who start with the complaint and guide or lead the student through choices or probabilities based on basic sciences, such as laboratory tests to reach the diseases that may cause the discussed complaint. Such discussion will be accompanied by lectures and clinical training consistent with those encountered diseases.

This curricular arrangement gives the student the opportunity to engage in self-learning and learning based on clinical practice as well as participatory learning as a member of a team throughout the six years of study. This curriculum also gives students the opportunity to use what they learn to develop multiple strategies in thinking, reasoning and reasoning like what a doctor does in daily practice[8].

As for the integrated curriculum, it aims at delivering student learning through linking it to clinical science by following and adopting a mixed approach of several educational strategies. It depends on horizontal and vertical integration of separate

---

[8] Koh, G. C. H. *et al.* (2008) 'The effects of problem-based learning during medical school on physician competency. *CMAJ*, 178(1), pp. 34–41.

241

combined approach (PBL and CBL) is the essence of inquiry learning, followed by discovery learning[9].

Each weekly problem or complaint is a new motivation for student's self-learning and for students' group alike. A problem is examined during each week of the first three years by a small group and a tutor-facilitator who does not necessarily have to be a specialist in that problem. The problem is carefully formulated to provide the students with opportunities to learn relevant basic and clinical sciences and to unconsciously develop integrated skills without building on separate topics[10].

Although the teachers formulate the problem according to specific educational objectives (within the curriculum), the students will not be aware of these objectives but they explore this through a programmed discussion and brainstorming method. The problem is analysed in a scientific analysis with consecutive steps (the 7-jumps as a common example). The discussion is followed by scheduled opportunities as well as self-directed learning to enable the student to expand and develop their own abilities. The students of the same group return before the end of the study week to assess the knowledge, skills and behaviour they have acquired and to use those during the second discussion of the week to "talk-teach" their experience in front of the group. During this discussion session self- and peer-

---

[9] Sweeney, G. (1999) 'The challenge for basic science education in problem-based medical curricula.', *Clinical Investigative Medicine*, 22 (1), pp. 15–22. See: https://www.ncbi.nlm.nih.gov/pubmed/10079991

[10] Maudsley, G. (1999) 'Do we all mean the same thing by "Problem-based Learning"? A review of concepts and a formulation of the grounds rules', *Academic Medicine*, 74(2), pp. 178–185. See: http://bit.ly/2L3jmQe

basic medical sciences and the necessity of that knowledge for clinical work by solving the problem followed by practising the use of the learned knowledge. After that, the student begins in the fourth and fifth years with the method based on complaints where a map matching the methods and steps of doctors clinical practice leads to the choice of the best option in diagnoses list. This leads to all diseases that can cause that studied complaint. During this experience, the student needs to refer to basic sciences to be able to proceed within the options of that map.

Accordingly, the six-year curriculum goes on to allow complete integration of educational outcomes, i.e. the integration of learning and training of the student, not only the integration of teaching and the change of the concept adopted in the theories of the 1950s, which is integration at the level of teaching. In other words, the integration of the "result of teaching" (what the student makes of learning) and not the integration of the "process of teaching". Consequently, this curriculum integrates what the student does and gets because the construction of the curriculum on the problem forces the student to search, find and use all the knowledge, basic and clinical, to solve the problem. Or in other words, the student will acquire the needed knowledge, skills and behaviour during the study by repeatedly evaluating their abilities and by their colleagues and trainers[11]. This

---

[11] Feltovich, P., Spiro, R., & Coulson, R. (1997) 'Issues of expert flexibility in contexts characterized by complexity and change. Expertise in context: Human and machine.', in P. Feltovich, K. Ford, & R. H. (Eds.) *Expertise in context: Human and machine*. Menlo Park,. CA.

week[12]. This view applies to the integrated approach, which also includes lectures, small group teaching and case discussions.

The third view has a completely different perspective and recognises that the learner and through a weekly programmed discussion of a problem with study activities and practice will meet the educational objectives of the problem that was discussed in the same week. The contents of educational activities of the week will be joined in a way that meets the student's educational needs of knowledge, skills and behaviours to solve that problem. Accordingly, the student will be able to build a deep understanding of the situations created by the problems by learning to solve them by the end of each week. This applies to the problem-based learning approach[13].

So, a combination of problem-based approaches in the first three years of the study plus the patient-complaint approach in the last three years of the study is most effective and efficient type of curricular arrangement. This arrangement first builds the student's problem-solving abilities, basic inquiry capabilities, and then to go on to learn the working methods of the doctor as done in daily clinical practice. The work with the clinical complaint ends with diagnosis and treatment. This is the basis of the doctor's job.

In the curriculum built on problems, the student is taught the techniques of investigating what s/he needs to know from the

---

[12] Custers, E. (2008) 'Long-term retention of basic science knowledge: A review study.', *Advances in Health Sciences Education*, 15, p. 109–128.
See: https://www.ncbi.nlm.nih.gov/pubmed/18274876

[13] Billetts, S. (2006) 'Constituting the workplace curriculum.', *Journal of Curriculum Studies*, 38(1), p. 31–48.

It is important to assess the degree of integration of the curriculum and outcomes of such integration. The integration of parts of scientific subjects, clinical disciplines and other components of the curriculum has been attempted since the early 1950s, as explained above.

8-3 Which curriculum delivers the best learning?

Some believe that the learner must first build a foundation of absolute knowledge through learning lots of facts. And after that to move on to cognitive knowledge (the perception of concepts) in which those fixed facts are arranged to gain a deeper understanding. The knowledge is arranged in the learner's mind in a way that makes it possible to use logically in the exercise of the clinical skills at a later step. This view is in line with the interpretation of the traditional approach, which is based on separate topics and depending on didactic lectures in implementation[14].

The other opinion, which argues that the learner, and in order to reach the required deep understanding, needs to study knowledge in an integrated manner using the educational opportunities in the curriculum that allow learner to use this knowledge and information in integrated ways through exposure and study of variety of cases closely related to that information. That way, the learner will apply the studied knowledge soon after studying, i.e. during the same course and even during the same

---

[14] Anderson, J. (1980) *Cognitive Psychology and its implications.* San Francisco: W.H. Freeman.

varying degrees and differences in application, especially in the way the student's examinations are conducted.

Is it a different curriculum when the change only involves reorganisation of separate subjects at the level of teaching? It is noted that the integration, in some colleges, is confined to reorganising the teaching activities in the timetable without integrating the student's examination and assessment. Is it a different curriculum when the teaching activities, the majority of which are delivered as lectures, and magnitude of knowledge required is unchanged?

The most important note is the lack of integration of the student's learning process which is the core of any curricular development. Is it sufficient for any approach to be characterised by having sporadic sessions of problem-solving exercises to name that approach as a problem-based curriculum? Do we all mean the same thing when we mention the problem-based approach? That's how Maudsley raises an important query in his valuable article published two decades ago: "Many of the so-called "PBL" use only sessions to solve a stand-alone problem, to improve the reputation of many of the curricula that undoubtedly have a tendency and focus on teaching rather than learning." This looks true as thorough examination of such curricula with the evidence available in literature shows that such curricula lack the essentials of the problem-based learning as a curriculum.[15]

---

[15] Maudsley, G. (1999) 'Do we all mean the same thing by "Problem-based Learning"? A review of concepts and a formulation of the grounds rules', *Academic Medicine*, 74(2), pp. 178–185. See: http://bit.ly/2L3jmQe

1) The first is the integrated curriculum (e.g. Kufa-2012 followed by Baghdad, Erbil, Wasit and other colleges).
2) The second type is the problem-based approach (Tikrit - 1989, Karbala-2012).
3) The rest of the colleges follow the unified curriculum which is based on separate subjects with non-systematic additions such as teaching in small groups and using objective examinations in some departments and introduction of sessions of problem-solving technique in discussing clinical cases.

It is necessary to note that there are no quality assurance mechanisms to review the curricula and the system of assessment. Furthermore, there is no mechanism to support the colleges intending to change their curricula to meet the requirements of change such as training and development of staff and the necessary infrastructure. The various but separate decision-making centres in the Ministry of Higher Education and in the National Committee of Deans are supposed to support the operation of a system of accreditation of colleges to monitor the change and curriculum development in colleges. This accreditation process is unfortunately still lagging for more than 10 years since the initiative on accreditation started in 2007.

It is worth noting that several Iraqi medical colleges have implemented curricula in cooperation with British universities starting at the University of Kufa with other colleges in Iraq following the same curriculum at the University of Leicester with

Problem-Based Learning (PBL) curriculum utilising educational strategies based on the "New Pathways" used by Harvard

Medical School a few years before that. It was the latest kind of curriculum at time of application[16]. All other medical colleges continued to adopt the unified subject-based curriculum. In 2012, as a result of the adoption of the accreditation standards, the College of Medicine in Kufa began another major development process following an integrated curriculum approach in collaboration with Leicester Medical School in the UK[17] followed by the Faculty of Medicine of Baghdad and in collaboration with the University of Nottingham. Recently, medical colleges of Erbil, Kindy, Wasit and other universities followed the Kufa example and adopted the integrated curriculum. The Faculty of Medicine at the University of Karbala began to apply a new approach based on medical problems in the first, second and third years[18].

8-2 Types of curricula adopted in medical colleges in Iraq

At present, there are three main types of curricula implemented in Iraqi medical colleges:

---

[16] Sulaiman, N. D. and Alsheikh, G. (1995) 'The fully integrated problem based medical curriculum: experience in Tikrit University College of Medicine', *Yemen Medical Journal*, 1, pp. 78–82. See: https://goo.gl/7Voefh

[17] Leicester, University of (2011) *Leicester visit boosts Iraqi medical training*. See: https://www2.le.ac.uk/news/blog/2011-archive/july/leicester-visit-boosts-iraqi-medical-training.

[18] Al Jobori, SS, Al Mousawi, AM , Abutiheen, A. (2016) 'Integrated Problem Based Learning (PBL) Evaluation by Students in Kerbala Medical College.', *Al-Kindy Col. Med. J.*, 12(1), pp. 48–56.

started in the colleges of Baghdad and Mosul in the early sixties when a reduction of the basic medical science classes took place leading to longer period of training to cover the clinical disciplines.

The early "reform" was introduced as a result of recommendations of two regional conferences of medical education under the auspices of the World Health Organization which were held in Teheran, Iran in 1962[19] and 1970[20].

At that time, the first MCQs examination was also introduced around 1967 and then the OSCE was first introduced at the College of Medicine in Basra in 1978 followed by the introduction of a unified curriculum for all medical colleges in 1987[21]. The most prominent change in the curriculum started in 1987, with the design of a semester course curriculum at the College of Medicine at Nahrain University (named Saddam College of Medicine at the time), with an expansion of the subjects' load and student's participation but maintaining a curriculum based on separate scientific topics.

In December 1987, Tikrit University College of Medicine (TUCOM) was founded as the eighth medical college in Iraq. TUCOM started its unique programme in 1989 which was completely different from the unified approach by introducing a new innovative

---

[19] *WHO (1962) Proceedings of the Conference on Medical Education in the Eastern Mediterranean Region, Teheran, 16-24 October 1962.*

[20] *WHO (1970) Second Conference on MedicalEeducation in the Eastern Mediterranean Region, Teheran. 12 - 19 Dec. 1970. WHO Report.*

[21] *Khonda, Sarmad and Al Yassin, Dhafir (2007). Kulleyat Tib Baghdad Fee Thamaniyat Okoud in eight decades. Baghdad University Press.*

scientific research to find solutions to the problems that faces the doctor. Any development should also prepare the doctor to play an active role in the health service and in service and quality improvement.

In Iraq, doctors and patients alike have usually criticised performance of newly graduated doctor as being unaware of duties during residency, and that newly graduated doctors are unable to deal with common medical conditions. A study published in the early 1980s, evaluated Iraqi medical graduate's performance at residency stage[22]. The study found crucial deficiencies of the then adopted traditional curricula. Other studies assessed students and graduates of different Iraqi medical colleges and provided valuable information on the inadequacy of curricula in the preparation of qualified graduates from medical colleges of various Iraqi universities,[23] Baghdad Medical College[24,25] and Kufa medical college[26].

The number of Iraqi medical colleges undergoing the process of modernising their curricula is increasing. The earlier development

---

[22] Al-Chalabi, T. S. *et al.* (1983) 'Critical performance analysis of rotating resident doctors in Iraq', *Medical Education*, 17(6), pp. 378–384. doi: 10.1111/j.1365-2923.1983.tb01124.x.

[23] AlHelli, A. (2010) 'Evaluation of Medical Colleges` Graduates in Iraq', *Karbala J. Med.*, 3(3), p. 919-.

[24] Tajer, SM, Khattab, O. (2008) 'Assessment of current situation of medical education in the College of Medicine-University of Baghdad.', *Journal of the Faculty of Medicine Baghdad*, : 50(4), p. 451–455. See: https://www.iasj.net/iasj?func=article&aId=934

[25] Jasim, WM, Al-Taee, W. (2013) 'Opinions of Nineveh medical college students regarding current medical educational methods and teaching strategies.', *Tikrit Journal of medicine*, 19(1), pp. 114–119. See: https://www.iasj.net/iasj?func=fulltext&aId=88955.

[26] AbdulZahra, MS, Al-Aaridhi, S. (2012) 'The First Step to words the integration of teaching in a way that medical College', *The Islamic University College Journal*, 16, pp. 5–50. See: https://www.iasj.net/iasj?func=fulltext&aId=75308.

8 WHICH CURRICULUM AND LEARNING STRATEGGY IS BEST TO CHOOSE?

8.1 Why change?

The development of medical curricula is essential to enable medical schools to cope with the rapid changes and developments in the field of medical practice and in medical technology. Through the design and implementation of educational goals, students can be given opportunities to acquire scholar, clinical, professional and moral skills which enable them to deal with evolving challenges in identifying problems in practice and finding solutions and treatments. The new curriculum as an integrated system should offer opportunities for the development of teachers' performance, which is lacking in the old curricula.

One of the most important factors for the success of the curriculum is the having instructors with high standards of modern medical education techniques. For example, in Iraqi universities there is no clear and efficient mechanism for how to progress in the field of education, fixed recruitment policies and there is no evaluation mechanism or continuous evaluation of the performance and achievements of the teacher and instructor.

What is required is not to consider any process of curriculum development as a waste of time and effort but rather as a cycle in a continuous process of development and refinement. It is also necessary to recognise that the development of the curriculum depends on using the latest evidence generated by rigorous

The boundary between the role of teacher as an outlet for the teaching process and the role of the student as an outlet for learning is one of the most sensitive and influential areas in determining the effectiveness and efficiency of any curriculum whatever it is. An effective curriculum is the one that achieves the main goal of the whole process of education namely "student's learning " or in other words almost permanent change in information, skills and in professional behaviour. The methods of teaching, learning, assessments and the training stages on competencies determine the nature of any given curriculum.

It is therefore necessary to consider the six roles of the teacher shown in Figure 6 and follow the six effects exerted on student's learning shown in the far-right column. The role of teacher may appear superficial in the bottom item but accompanied by the most active role of student.

Therefore, the development of the curriculum can only be achieved successfully by the adoption of a system that includes all the necessary components to ensure the availability of curricular opportunities for the student to use and practice what is learned. The most confusing term used widely is when, for example, referring to using problem-based learning when it is only using problem-solving sessions as an addition to the curriculum.

7 IRAQI MEDICAL COLLEGES: TEACHING VERSUS LEARNING

What is interesting about the level of diversity in existing curricula around the world is that it is rare to find one curriculum today that can be described as applying one learning strategy or using one learning method. As figure 6 shows, the variation in teaching and learning methods and roles of teacher and student have become difficult to recognise. Figure 6 compares vertically between teaching and learning and horizontally, a comparison is made between relying on the role of the teacher or relying on the role of the student.

Education: Teaching or Learning?

TEACHING		
Teacher Role	**Teaching/Learning Format**	**Student Role**
Information Provider	Lecture Based Teaching	Didactic Teaching
Motivator	Inspiring Lectures	Motivative Teaching
Delegator	Delegating Duties	Projective Teaching
Teaching Tutor	Small Group Teaching	Cooperative Learning
Specialist Facilitator	Inquiry-Case Based Learning	Inductive Learning
Non-Specialist Facilitator	Inquiry-Problem Based Learning	Deductive Learning
LEARNING		

Alsheikh GYM et al (2018)

Figure 6 Extent of teaching versus learning and role of teacher versus student. (Source: Alsheikh et al, 2018[27])

[27] Alsheikh, G.Y.M, Kadhim, T.J. and Mustafa, O. (2018) 'Daleel Tatweer Manahij Kuliat alTibb al-Iraqia-Guide to reform Iraqi medical colleges curricula'.Baquba, University of Diyala Press.

training opportunities for the students to practice the four stages, they will not acquire the ability to use these competencies upon graduation.

It is important to mention here that there are more tools and approaches to analyse and evaluate curricula. However, there are two important national benchmarks that each college needs to observe regarding evaluating its curriculum. The first is the list of adopted graduate outcomes and the second is the quality standards that the college has adopted for purpose of accreditation. The first is divided into three domains of competencies that cover essential knowledge and its application, skills and attitudes. It is also worth noting that these two documents are available to the Iraqi medical colleges and have been made available in two documents namely: graduate outcomes for Iraqi medical colleges[28] and accreditation standards of the Iraqi Council for accreditation of medical colleges.[29]

---

[28] Alsheikh, G. Y. M. (2012) 'Graduate Outcomes of Iraqi Medical Colleges.' See: https://goo.gl/o615rG.

[29] National Council for Accreditation of Medical Colleges. (2016) *Iraqi National Standard for Accreditation of Medical Colleges.* See: : https://goo.gl/nGp22G

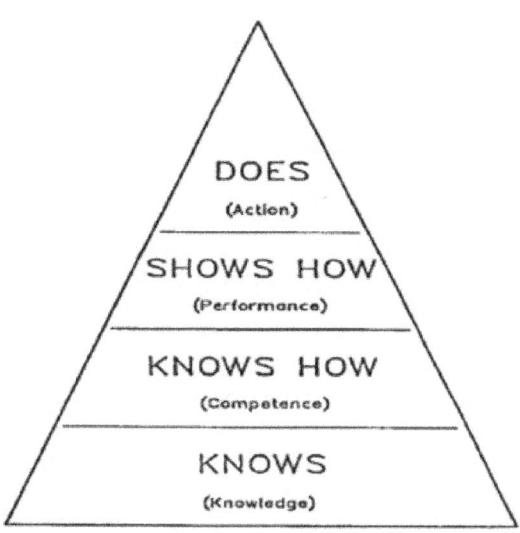

Figure 5: Miller's pyramid [30]

These four stages can be used to analyse and evaluate the curriculum. This includes examining curriculum content, teaching methods, training and learning methods used to identify the curricular training opportunities available for the student to acquire different competencies. Most colleges focus on the first stage at the bottom of the pyramid (knows) and less on the second (knows how) but seldom train students on the third and fourth stages (shows how and does). Without providing curricular

---

[30] Miller, G. E. (1990) 'The assessment of clinical skills/ competence/performance', *AAMC Academic Medicine Journal of the Association of American Medical Colleges*, 65(9), pp. S63–S67. See: http://www.ncbi.nlm.nih.gov/pubmed/16547622.

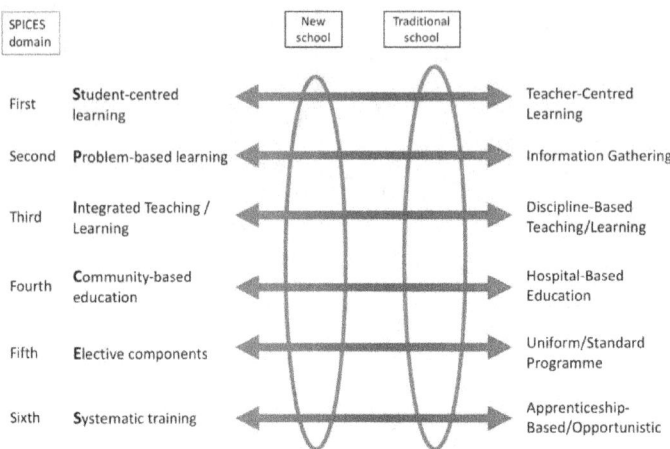

Figure 4: SPICES model of educational strategies for evaluating the curriculum.

The first strategy compares the role of the teacher versus the learner; second, process of teaching versus learning; third, organisation around separate subjects versus integrated; fourth, focus on training in high-tech hospital versus community; fifth, standardised opportunities versus electives; and the sixth indicator compares opportunistic clinical training versus a well-organised comprehensive and systematic training.

6-3 Third tool: Competencies

George Miller (1919-1998) developed a four-stage ladder through which the student is trained for the required abilities supposed to have acquired at graduation which can also be assessed according to the four stages as shown in Figure 5.

The least effective method is didactic lecturing (remembering only 5%) and the most effective learning comes through teaching colleagues or peer learners (remember 90%). The best results come from the participation of the learner and use of learning materials during the study. Using this method to examine and compare the medical curricula we can evaluate methods of teaching applied.

6-2 Second tool: the quality of educational strategies

The second tool measures the quality of the curriculum based on the educational strategies used. It is known as SPICES. This tool is widely known and has been extensively used since its first publication in 1984.[31] Each domain represents an educational strategy which runs from positive (active) to negative (passive) range of strategies (Figure 4).

---

[31] Harden, R. M., Sowden, S. and Dunn, W. R. (1984) 'Educational strategies in curriculum development: the SPICES model', *Medical Education*, 18(4), pp. 284–297.

6-1 First tool: the effectiveness of teaching methods

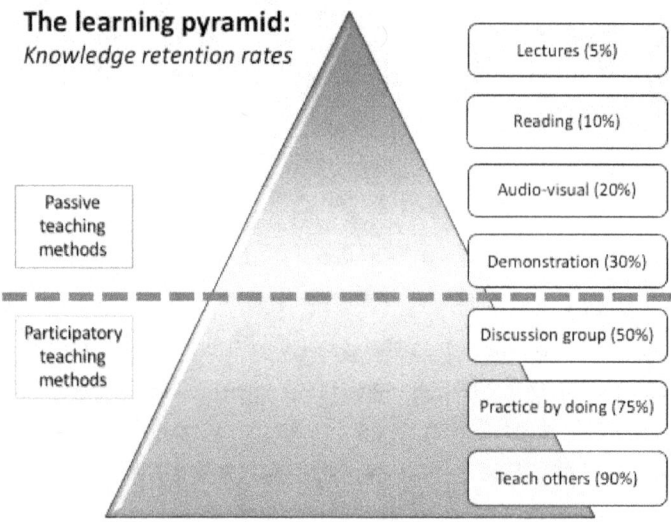

Adapted from: National Training Laboratories Bethel, Maine

Figure 3: Learning proportions according to the teaching and training method.

Based on what Edgar Dale presented at the American National Institute of Training Laboratories in Maine[32], researchers measured different percentages of recall in training depending on the different training and teaching methods received by the learner, as shown in (Figure 3).

---

32 Dale, E. (1969). *Audiovisual methods in teaching. Third edition.* New York, etc.: Dryden Press; Holt, Rinehart & Winston.

with a mixture of methods of teaching, learning and student's assessment.

6. EVALUATION OF DIFFERENT CURRICULA

The comparison of the different models of medical curricula should be scientific, evidence-based and uses internationally recognised measurement tools. Over the past decades, educationalists and medical educationalists have introduced several measurement tools and benchmarks which are used for analysis and evaluation of curricula. Among these tools, we chose the following three tools as shown below. We will try to apply these tools to compare the three types of curricula used by the Iraqi colleges namely: subject-based, integrated and problem-based curricula.

http://hamorabi.uobabylon.edu.iq/Default.aspx

28. Al-Zahraa College of Medicine, University of Basra, Basra. Established in 2017 and is the second college of medicine in the city of Basra, 50 years after the establishment of the first Faculty of Medicine in Basra (1966 and study started in 1967), the first in the Arab Gulf region. The vision is "To achieve excellence in medical education and to be internationally accredited medical college". The college adopts an integrated curriculum.
http://zahra.uobasrah.edu.iq/

29. Medical School of the American University of Iraq-Baghdad (AUIB). The approval to establish this school was granted by the Ministry of Higher education and scientific research on 27 September 2017 and instruction to be commenced in September 2019. The AUIB uses the Al-Faw presidential palace near Baghdad International Airport as its campus.
http://www.auib.edu.iq/

It is clear from the above list that most colleges in Iraq (19 colleges) still adopt the unified approach to curriculum which is based on separate subjects while seven colleges adopt the new integrated curriculum. Only two colleges adopt the problem-based approach. One college is in the process of establishment and the curriculum is yet to be determined. All colleges have adopted large number of updates, amendments and additions

behaviourally." The college adopts a subject-based curriculum. http://jmu.edu.iq/

25. College of Medicine, Ibn Sina University for Medical and Pharmaceutical Sciences, Baghdad. The study started in 2017. The vision: "Preparing the scientific cadres specialized in the fields of various medical sciences in addition to producing specialized scientific research". The college adopts a subject-based curriculum. http://ibnsina.edu.iq

26. College of Medicine, Al-Ameed Medical University-Karbala city. Study started in 2017. "Prepare and train medical cadres to serve our community and country who are able to follow the continuous development in medical sciences, provide the best care services in line with our religion and to overcome all problems to achieve the best effective solutions for health problems". The college adopts an integrated curriculum. http://bit.ly/alameedmedicalcollege

27. Hammurabi College of Medicine, University of Babylon, Al-Hilla. This college started in 2017 with intake of 65 students. Vision: "The vision of Hammurabi College of medicine is to be distinct, pioneering and become a scientific reference in the field of all medical sciences based on starting with a world class innovative integrated medical curriculum". The college adopts an integrated curriculum.

http://www.uomisan.edu.iq/medicine/

22. College of Medicine, University of Al-Muthanna, Samawah. Study started in 2008. Vision: "The college of medicine strives to improve healthcare in Al-Muthanna and the country by training new doctors able to deal with the various health problems, able to self-learn and engage in continuous learning and scientific research. We work as a team to shape the future of medicine in our governorate and throughout our country by creating, disseminating and applying modern knowledge and health care to meet the needs of all citizens." The college adopts a subject-based curriculum.
http://medical.mu.edu.iq/

23. College of Medicine, Al-Iraqia University, Baghdad. The study began in 2011. Vision: "The College occupies a prestigious scientific position in the academic, research and applied fields among Iraqi, Arab and international medical colleges." The college adopts a subject-based curriculum. http://aliraqia.edu.iq/medicine

24. College of Medicine, Jabir Ibn Hayyan University, Kufa. The study began in 2013. Vision: "Our College seeks to take a leading role in meeting the health needs of the community and improve them by creating an educational and research environment capable of creating medical cadres capable of upholding the University's values and be competent scientifically, professionally and

the continuous development in the field of medical education and scientific research to improve the health level of Iraqi community." The college adopts a subject-based curriculum. http://med.utq.edu.iq/

19. College of Medicine, University of Kirkuk, Kirkuk. The study started in 2005. Vision: "Graduating qualified doctors able to improve the level of health in Iraq and eager to keep pace with scientific and professional development to serve the needs of community. The college adopts a subject-based curriculum. http://uokirkuk.edu.iq/medicine/

20. The College of Medicine, University of Wasit, Kut. The study started in 2006. Vision: "The College of Medicine of Wasit University seeks to have a leading impact at the local and international levels through the development of a strategy to reach recognition of this newly established college as adopted locally and internationally." The college adopts the integrated curriculum. http://www.uowasit.edu.iq/med/

21. College of Medicine, University of Misan, Amara. The study started in 2008. Vision: "The college of Medicine, University of Misan is looking to be the national and regional leader in the field of medical education, scientific research and promotion of public health." The college adopts a subject-based curriculum.

15. College of Medicine, Nineveh University, Mosul. The study began in 2002. Vision: "The Nineveh College of Medicine is to be distinguished by the competence of its graduates at the local, regional and international levels." The college adopts a subject-based curriculum.
http://www.uoninevah.edu.iq/

16. The College of Medicine, University of Diyala, Baquba. The study started in 2003. Vision: "Obtain international accreditation and upgrade outputs to a world-class level". The college adopts a subject-based curriculum with the addition of teaching in small groups.
http://en.medicine.uodiyala.edu.iq/

17. College of Medicine, Karbala University, Karbala. Study started in 2004. Vision 2017/2018: " Our great faith in God Almighty makes us look confidently and optimistically over the next four years because our College is distinguished in Iraq and the region in the field of medical education, scientific research and active participation in building society. The College adopts an integrated and problem-based approaches (Integrated and PBL Curriculum).
http://medicine.uokerbala.edu.iq/

18. College of Medicine, University of Thi-Qar, Nasiriyah. The study started in 2004. Vision: "Working as a team to achieve excellence and leadership and keep abreast of

12. College of Medicine, Sulaymaniyah University, Sulaymaniyah. The study started in 1993. The College adopts the subject-based curriculum.
http://med.univsul.edu.iq

13. College of Medicine, University of Qadisiya, Diwaniya. The study started in 1997. Vision: "Achieve excellence in medical education, research and community service, classify ourselves globally and be at the forefront of national and regional institutions in providing and developing healthcare services, research activities, knowledge and education in the fields of medical sciences." The college adopts the subject-based curriculum with the introduction of teaching in small groups in some subjects. http://www.qu.edu.iq/med/

14. Al-Kindy College of Medicine, University of Baghdad, Baghdad. Study started in 1998. The vision of the College is "to reach advanced positions among the Iraqi medical colleges as well as on a regional and international basis and in promoting high-standard health care programs to serve the Iraqi community and its health needs. The mission is based on the creation of an educational system aimed at graduating competent doctors who are able to meet the health needs of the individual and community on a national and international basis." The college adopts the integrated curriculum. www.kmc.edu.iq

learning." Since its inception, the College has adopted problem-based learning curriculum.
http://cmed.tu.edu.iq

9. College of Medicine Anbar University, Ramadi. The study started in 1990. Vision: The College aims at preparing and graduating doctors with excellent educational, training, cultural and social skills, who are committed to the ethics of medicine, and are aware of health problems and how to deal with and overcome them and to provide diagnostic service and effective treatment of the society in all areas of medicine. The college adopts a subject-based curriculum. http://www.uoanbar.edu.iq

10. College of Medicine, University of Babylon, Hilla. The study began in 1991. Vision: "The College of Medicine seeks to obtain the academic accreditation and total quality management by the end of 2020". The college adopts a subject-based curriculum.
http://www.uobabylon.edu.iq

11. The Faculty of Medicine, Duhok University, Duhok. The study started in 1992. Vision: "to be a centre of excellence among leading medical schools in the region and in the world and be an effective partner in improving the health situation in Dohuk Governorate." The college adopts a subject-based curriculum.
http://web.uod.ac/ac/c/com/

care and excellent research." The College adopts the Integrated Curriculum. http://med.hmu.edu.krd

6. The College of Medicine, University of Kufa, Kufa. The study began in 1982. Vision: "Our vision is to strive to reach a school of medicine that is the pioneer and leader in the country, region and world. " The college adopts the integrated curriculum.

http://www.med.uokufa.edu.iq/ed/

7. College of Medicine, Al-Nahrain University, Baghdad. The study started in 1987 (as Saddam College of Medicine). Vision: "The college strives to be a scientific centre in the field of its work and endeavour to secure high-level scientific staff to develop the way of life in the community. It also aims to world class status in medical education and research and to compete with other medical schools (local, regional and global) in providing the best medical education services and to seek to support progress in this country". The college adopts a semester system of subject-based curriculum.

http://colmed.nahrainuniv.edu.iq

8. The College of Medicine, Tikrit University, Tikrit. The study started in 1989. Vision: "Keeping pace with progress in the field of medical education towards the curricula based on the needs of the community and focusing on the problem and the student to produce graduates able to continue to rely on themselves in

3. College of Medicine, University of Basra, Basra. The study began in 1967. Vision: "The College of Medicine at the University of Basra seeks excellence in medical topics in general and in those that relate to health problems in southern Iraq in particular. This can be reached by national, regional and international leadership in medical education, service and in research activities on priorities such as spinal surgery, haemoglobin disorders, cancer, environmental pollution and post-traumatic stress disorder." The college adopts a subject-based curriculum. http://ar.basmedcol.edu.iq/

4. College of Medicine, University of Mustansiriya, Baghdad. The study began in 1975. Vision: "To ensure the distinction amongst the Iraqi faculties of medicine in the quality of higher education and scientific research, its scientific and creative performance and its role in ensuring a healthy society." The College adopts the subject-based curriculum with additions such as the application of horizontal integration, teaching in small groups and the use of objective examinations. http://www.uomustansiriyah.edu.iq

5. College of Medicine Hawler Medical University, Erbil. The study began in 1977. Vision: "The College is a pioneer at the national level by providing medical education, health

When compared to the population growth (Figure 2) the pattern of growth in the number of medical schools since the establishment of the second faculty in Mosul in 1959 mirrors the increase in the population

Today, each of the 29 colleges is pursuing a curriculum that includes changes to the standardised (unified) curriculum with varying degrees of innovation. Below is a summary of each of these colleges as described in the college's official websites.

1. College of Medicine University of Baghdad, Baghdad. The study began in 1927 and is considered the mother college. Vision: "The Baghdad Medical College is a pioneer among medical schools in Iraq and has a distinguished position in education and research." Its curriculum described as an integrated curriculum in the first, second and third years with the subject-based curriculum for the fourth, fifth and sixth years.
    http://www.en.uobaghdad.edu.iq

2. The College of Medicine, University of Mosul, Mosul. The study began in 1959. Vision: "Teaching modern medicine in all specialties with three main domains of knowledge, skills and attitudes through the latest scientific methods based on evidence-based medicine and the latest advanced medical references." The college adopts a subject-based curriculum.
    http://medicinemosul.uomosul.edu.iq

5 CURRENT MEDICAL EDUCATION IN IRAQ

The number of medical schools in Iraq and the region has increased markedly over the past four decades, with a total of 29 in Iraq (Figure 2). Many education experts and colleges professors in Iraq criticise the increase in the number. Many believe that the establishment of new colleges requires significant preparation including training enough numbers of teaching staff. In fact, the establishment of colleges in the various governorates has become necessary to provide opportunities for the students from all provinces to attend provincial medical schools and to correct the imbalance in geographic distribution of doctors (rural vs urban).

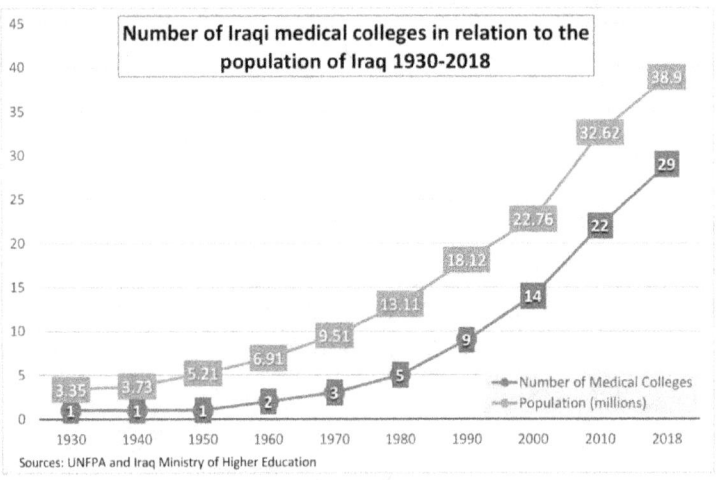

Figure 2: Number of operating medical colleges in Iraq against population 1930-2018[33]

---

[33] Alsheikh, G.Y.M, Kadhim, T.J. and Mustafa, O. (2018) 'Daleel Tatweer Manahij Kuliat alTibb al-Iraqia-Guide to reform Iraqi medical colleges curricula'.Baquba, University of Diyala Press.

based learning as a curricular system, not merely using problem solving sessions. .[34]

Since the adoption of modern medicine based on sciences and with the continuing development of medical practice, the seven types of medical curricula described above represent the foundations of curricula used by any college of medicine around the world in one form or another.

---

[34] O'Neill, P. A., Morris, J. and Baxter, C. M. (2000) 'Evaluation of an integrated curriculum using problem-based learning in a clinical environment: the Manchester experience.', *Medical education*, 34(3), pp. 222–30. See: http://www.ncbi.nlm.nih.gov/pubmed/10733712

predominantly teacher-led, students will find the exposure to clinical cases an irrelevant element. Such a curriculum has dominated the curricula of British medical schools during the past three decades. This has directly been the result of the launch of the General Medical Council's (GMC-UK) document "Tomorrow's Doctors 1993."[35]

The hybrid curriculum has led to widespread debates about the types of curricula, its purpose, degree and the type of overlap and integration between the subjects. The different mixture of educational strategies led to a diverse mix of curricula. The existing curricula in the UK are under the overall supervision of the General Medical Council, which sets standards for university medical education. Each medical school has its own curriculum and regulations for the study of medicine with different methods in teaching."[36] There are currently 32 medical schools in the UK[37], of which five are still using the traditional curriculum, while the other colleges have followed varying degrees of the integrated curriculum, supplemented by disease-based clinical approaches, problem-solving sessions and other educational strategies. A limited number of colleges, e.g. Manchester, follow the problem-

---

[35] General Medical Council. (1993) *Tomorrow's Doctors.* See: https://goo.gl/o98J3W.

[36] British Medical Association. (2017) *Studying medicine-becoming a doctor: Course and teaching types at medical school.* See: https://goo.gl/5Czprc

[37] General Medical Council (2018). Bodies awarding UK medical degrees.
https://www.gmc-uk.org/education/how-we-quality-assure/medical-schools/bodies-awarding-uk-medical-degrees
Accessed on 23/7/2018.

complaints according to well thought out steps like those followed by the experienced doctor and the expert in dealing with the complaint in daily clinical practice.

4-7 Seventh: Hybrid curriculum (1990s - onwards)

Many colleges have recently devised a mix of educational strategies derived from the above curriculum types to upgrade their traditional curricular approach. The aim is to maintain the traditional approach but try to increase student learning with early exposure to clinical sciences but without fully adopting the modern curricular developments. Therefore, faculties have adopted a mixed approach that uses horizontal and vertical integrative modules based on the body's systems to study the normal and abnormal systems processes. In addition, other elements were added from various clinical and community medicine topics. This mixed approach enabled the "compare-and-contrast learning strategy" which has proven to facilitate learning and develop strong substantive understanding of the student than the traditional approach.[38] It represented an important development and a qualitative shift from the traditional approach because it guides the student's understanding and integration of information through placing the learning process within a clinical objective framework. However, with the continuation of the teacher-centred teaching methods such as lectures followed by small group discussions that are

---

[38] Nendaz, M, & Bordage, G. (2002) 'Promoting diagnostic problem representation.', *Medical education*, 36(8), p. 760–766.

complaint and designed by a team of experienced specialists (Critical Pathway Scheme and Standard operation Procedures).

This curriculum was first applied at Calgary College of Medicine in 1991.[39] A method based on the illness complaint was also used in Iraq at Tikrit University College of Medicine (TUCOM) where students in the fourth and fifth years applied a curriculum organised into clinical blocks following their training on the problem-based approach in preceding three years. The fourth year was divided into blocks that integrated the four major clinical disciplines, (internal medicine surgery, paediatrics, obstetrics and gynaecology) according to patient's complaints in the body regions (chest, abdomen, head and neck)[40]. The fifth year was divided into blocks according to clinical sub-specialties (e.g. ENT, Ophthalmology, Psychiatry, Dermatology, Radiology.... etc.)[41] The design of this modern approach is based on the fact that the number of clinical complaints is limited compared to the large number of known diseases. The number of diseases increases each year by advancing scientific discoveries. While the number of named diseases is in the thousands the types of sickness complaints that occur in humans from all these diseases is limited to around 100. Through covering the presenting complaints, the student will study the diseases underlying the

---

[39] Mandin, H, Harasym, P, Eagle, C, Watanabe, M. (1995) 'Developing a "clinical presentation" curriculum at the University of Calgary.', *Academic Medicine*, 70(3), 186–93.

[40] Shariff, M, Alsheikh, GYM. (1995) 'Developing a new fully integrated course in TUCOM fourth year clinical study based on complaint rather than discipline.', *Medical Journal of Tikrit University*, 3, p. ii. See: https://goo.gl/8sHoQy.

[41] Alwan, AH, Alsheikh, GYM. (1995) 'In Arabic: Teaching Subspecialties in the Fifth Year Clinical Clerkship in TUCOM: A New Method.', in *Abstracts of Saddam College of Medicine Conference on Medical Education, Baghdad.* Baghdad. See: https://goo.gl/W5DwPH.

first time in Iraq[42]. Its curriculum was based on Harvard educational foundations and strategies. Prior to Tikrit, there were other colleges in the region, such as Gezira University in Sudan (1979), Suez Canal University in Egypt (1980), Arabian Gulf University in Bahrain (1982) and most colleges in the Gulf region. It is worth mentioning that in 2012 the Faculty of Medicine at the University of Karbala adopted this curriculum in the first three years of study in collaboration with the Faculty of medicine of the University of Sharjah in the United Arab Emirates.[43]

4-6 Sixth: Case based–Clinical Presentation Curriculum (1991- onwards)

In 1991, a problem-based approach was developed, which was one of the types of the investigative approaches to the application of another inquiry methodology suitable for clinical training. This was called the Clinical Presentation Curriculum (CPC). This approach, as in Case Based Learning (CBL), is an organisation that supports actual clinical training through discussion. According to this curriculum, the educational activities start and rely on the patient complaint. Students start from patient's complaint and proceed to the diagnostic options leading to the possible diseases related to the complaint. All this is done in accordance with a road map drawn up for each

---

[42] Sulaiman, N. D. and Alsheikh, G. (1995) 'The fully integrated problem based medical curriculum: experience in Tikrit University College of Medicine', *Yemen Medical Journal*, 1, pp. 78–82. See: https://goo.gl/7Voefh

[43] Al Jobori, SS, Al Mousawi, AM , Abutiheen, A. (2016) 'Integrated Problem Based Learning (PBL) Evaluation by Students in Kerbala Medical College', *Al-Kindy Col. Med. J.*, 12(1), 48–56.

integration of all components of the curriculum and introduced a new process of "learning". This is a crucial development and unique achievement that aimed at improving outcomes rather than just the process.

The PBL curriculum was the first efficient application of the approach and the method of inquiry (Inquiry Based Curriculum) to equip the graduate with the abilities and competencies to deal with and solve health problems in a systematic, scientific and professional way. This approach provides an essential role for students through their effective participation and the creation of systematic opportunities to explore students' learning needs and encourage them to search and find resources to help them meet their own needs.

The student also learns several skills and abilities using this approach, starting with continuous self-evaluation during the study, adjusting the course of study, practicing self-learning, practicing teamwork, practicing leadership and decision making. Those are few examples of many abilities[44].

This type of curriculum has been widely accepted and is still being introduced into prestigious international colleges following the McMaster experiment, such as the universities of Maastricht in the Netherlands (1971), Harvard (1984) and number of other American colleges. Tikrit University College of Medicine (TUCOM) (1989) applied this PBL curriculum in the first three years for the

---

[44] Neufeld, V. R., Woodward, C. A. and MacLeod, S. M. (1989) 'The McMaster M.D. program: a case study of renewal in medical education.', *Academic medicine : journal of the Association of American Medical Colleges*, 64(8), pp. 423–432.

integration was tested in Iraq in the early 1960s with the collaboration of clinical faculty members who participated in the teaching of basic medical sciences. The clinical training period included seminars on basic sciences and their relation to clinical topics.

4-5 Fifth: Problem based learning curriculum (1969 onwards)

The major flaw in the organ system integrated curriculum, (4-4 above), was the failure of educators to appreciate the role of an appropriate context in learning. Patients present to doctors as a "whole' not as organ systems. The system-based curriculum established a framework for thinking within an artificially constructed context of single organ system. The tasks were either categorisation or classification. As categorisation plays the main role in clinical decision making, training students to acquire these tasks needed to be done within a "learning" context rather than a "teaching" context as it was in the integrated model. This was a major deficiency in the integrated model that needed to be corrected.

In 1969, the University of McMaster in Canada began its first application of a problem-based learning (PBL) approach. This approach represented an important and significant improvement step to overcome deficiencies in addressing the learning outcomes identified in the integrated curriculum. This PBL development was based on creating an overlap and real

curriculum. The separation between medical sciences and clinical disciplines was spotted as a challenge and as a drawback. In 1951 the idea to eliminate this separation was presented through the proposal of integration of these sciences taught in same course or term (horizontal integration) or their overlap and integration with clinical disciplines over the years of study (vertical integration). The first systematic application of the integration was implemented in the United States where integration was based on organ-system-based structures.

This type of methodological orientation was first introduced and implemented in 1955 by the Case Western Reserve School of Medicine in Cleveland, Ohio.[45] This was the first organ-systems-based curriculum where basic sciences faculty from different departments integrated their lectures using a single organ system as the focal point. Even with the organisation of basic sciences content around body systems, students continued to perceive the information as disjointed. Gradually, this was extended to include clinical disciplines. Clinical case encounters were introduced within each organ system to help students see the relevance of the integrated knowledge. In addition, "learning objectives" were formulated to define what students needed to know and set boundaries for student examinations.

This development of the curriculum has become the basis for many subsequent developments that followed. This type of

---

[45] Paterson JW (1956) 'Western Reserve inter-departmental and departmental teaching of medicine and biological sciences in four years.', *Journal of Medical Education*, 31, p. 521–529.

to deliver the curriculum based on the modern developments of basic medical sciences. These principles are still in use, including the general framework of the 1910 Abraham Flexner curriculum in his famous report (Flexner, 1910), requiring colleges to adopt a science-based approach to science-based curriculum.[46] The curriculum referred to as "traditional curriculum", is still in wide use today around the world.

This curriculum design is still in use in most Iraqi medical schools, which have not changed this arrangement and framework apart from significant and continuous development of the content and vocabulary of the curriculum over the last 100 years. In 1910, nearly 150 medical schools attached to hospitals that could not affiliate with a university, were closed in North America. In parallel with this development, the first integrated system of accreditation of medical schools in the US was established that year to raise the quality of performance and the system is still in operation today.[47]

4-4 Fourth: Organ System Integrated Curriculum (1951- onwards)

Research in medical education after 1910 thoroughly studied the negatives that accompanied the Flexner recommended

---

[46] Flexner, A. (1910) 'Medical Education in the United States and Canada Bulletin Number Four-The Flexner Report', *Carnegie Bulletin*, p. 364.
[47] Johnson, V. (1962) 'Historical Development of Accreditation in Medical Education.', *JAMA*, 181, p. 616–619.

alternative medicine, and so on. It is still widespread in China for example where more than 50% of newly licensed doctors had not received equivalent medical education of a bachelor degree or higher.[48]

4-2 Second: Apprenticeship (1871-1909)

In 1871, modern education based on vocational training or apprenticeship was used as students who followed and accompanied an experienced doctor acting as their teacher, and their supervisor in a relationship of a "trainee and novice" until attaining a certain level to practice the profession alone and without direct supervision. This type of education and medical training was widely spread in hospitals in the United States and Canada, where the Faculty of Medicine was established and affiliated to the hospital. A similar system was in common use in Iraq until recently where major hospitals had an affiliated nursing school for training of nurses.

4-3 Third: Subject Based Curriculum (1910 to present)

In 1910, medical colleges in North America were required to join a university and to follow a new curriculum based on separate scientific subjects, which required several professors and trainers

---

[48] Tang, C. and Tang, D. (2017). 'The trend and features of the doctor workforce supply in China after the national medical licensing system reform from 2005–15: a longitudinal analysis'. *The Lancet*, 11 December 2017: Poster Abstracts.

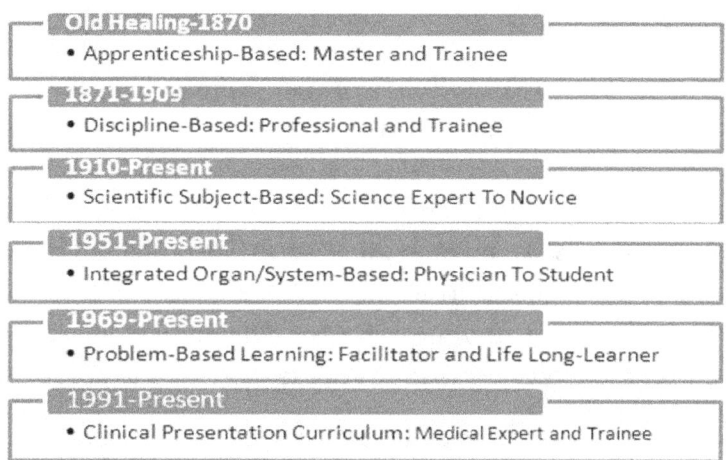

Figure 1: Generations of reform of medical education since 1870. (Source: Papa and Harasym, 1999[49].

4-1 First: Healing (until 1870)

Early medical practice, or what was known as Healing, evolved from ancient times. Until 1870, the use of training was based on the medical practice as a work and teaching transferring the knowledge and the skill. The teacher in training applied practices and helped his/her trainee to learn at first-hand until the trainee was able to work independently and leave training to practice alone. Of course, such formula has disappeared from many countries by now, but few countries still have such work in one form or another in so-called folk medicine, spiritual medicine,

---

[49] Papa, FJ; Harasym, PH. (1999) Medical curriculum reform in North America, 1765 to the present: A cognitive science perspective. Acad. Med. 74(2), 154-164.

4 GLOBAL TRENDS IN MEDICAL EDUCATION

Medical education curricula in medical schools throughout the world have been developed in line with the rapidly evolving medical practice and medical discoveries. Over the past few decades, medical curricula have witnessed significant developments like no other. It is worth noting that all ongoing efforts to develop curricula in medical schools aim to prepare doctors fit to practices medicine. The differences in opinions are always about the best ways to achieve this.

There is the belief that at the beginning of the study of medicine a strong basis must be built for the learner. The study therefore needs to begin with absolute knowledge only to gradually move towards meaningful knowledge.[50] Others argue that access to information comes at the same time as early exposure to patients and that the learner's skills in future work will make them use knowledge to solve the problems in clinical practice. This will bring about empirical knowledge rather than absolute knowledge.[51] The first and second views have gone through the old and modern medical approaches in a series of development since the nineteenth century through several waves of educational methodologies that developed since 1870, as shown in the following figure (Figure 1) and as follows:

---

50 Anderson, J. (1980) *Cognitive Psychology and its implications.* San Francisco: W.H. Freeman.

51 Billetts, S. (2006) 'Constituting the workplace curriculum.', *Journal of Curriculum Studies*, 38(1), p. 31–48.

In this regard, it is interesting to recall a research conducted at the College of Medicine in Basra which included a comprehensive evaluation of the performance of Iraqi doctors graduated from the existing medical colleges in 1981 (the sample of the study accounted for 55% of all graduates of that year). The study was published in the UK in 1983.[52] It used two tools for evaluating performance. The first tool included an objective test for residents to assess their ability to deal with scenarios of 50 common clinical problems (Patient Management Problems-PMP) formulated by the clinicians from the four major clinical disciplines (internal medicine, surgery, paediatrics, obstetrics and gynaecology). The second tool evaluated the resident's daily performance in dealing with patients on the wards by their supervising clinicians.

This study showed that very few residents were able to obtain the minimum level of competence in dealing with common cases according to the PMP written test tool and that graduates of all faculties were alike. At same time, two-thirds of the residents achieved the minimum proficiency through evaluation by their supervisors according to the second tool. The first tool (PMP) was deemed more objective than the second tool (the assessment by the supervising clinicians). The study clearly showed that the traditional approach to train medical students is failing to provide opportunities for students to acquire the required abilities. The study recommended that curricula in Iraq be reviewed to focus more on skills rather than on information.

---

[52] Al-Chalabi, T. S. *et al.* (1983) 'Critical performance analysis of rotating resident doctors in Iraq', *Medical Education*, 17(6), pp. 378–384.

coordination of subjects during individual years or throughout the duration of study at medical schools (6 years). This standardised curriculum also focused on the assessment of student's knowledge more than the on skills, attitudes and behaviours.

A question is always asked by staff opposing change on how is it possible to explain that Iraqi medical colleges have produced doctors who studied according to these (unified-traditional) approaches for decades who became distinguished doctors in their performance as attested by many international medical institutions around the world? And, also to ask why in recent years health authorities in Iraq are complaining of poor and low level of performance of graduates? The student is often to blame. Indeed, such questions began to spread in the medical community during the 1980s and onwards. What is the explanation for that? This phenomenon is multifaceted and complex. The most important reason is that medical practice, information and techniques have developed exponentially since the 1950s and 1960s. It is unreasonable for a medical school to continue educating doctors using a curriculum designed decades ago with no or little association with the tremendous developments in medical practice, health systems and population health[53].

---

[53] Cooke,M, Irby, DM, O'Brien, BC. (2010) *Educating Physicians: A Call for Reform of Medical School and Residency.* Edited by 1. San Francisco, CA: Jossey-Bass: A Wiley Imprint.

During the same period, Multiple Choice Questions (MCQs) were also introduced selectively by professors returning from their specialisation in the United States in particular. In the 1970s, several attempts were made to develop the curriculum in the Faculty of Medicine in Basra. This resulted in the separation of paediatrics from the department of internal medicine and in the addition of field training practices that gave the student a positive role in the field of public health. Also, in Basra in the late 1970s, the implementation of the Objective Structured Clinical Examination (OSCE), started for the first time in Iraq, and accompanied by the organisation of national workshops in medical education[54].

Despite the above, there has not been a systematic change or development of the curriculum of medical schools in Iraq until the experiment conducted by the College of Medicine of the University of Tikrit upon its establishment in 1988 and to some extent the shift to the semester course organisation with added courses on skills and behaviour that was adopted by the Saddam College of Medicine upon its establishment in 1987. All other medical schools followed the curriculum adopted by the Higher Education Conference held in Baghdad in the summer of 1987. The "unified curriculum of the Iraqi medical colleges" was adopted by all other six existing colleges at Baghdad, Mosul, Basra, Salah al-Din (Erbil), Mustansiriya and its branch in Kufa[55]. This unified approach focuses on separate subjects with no

---

[54] Alkafajei AM, Antony R, J. G. (1983) 'The Way We Teach Community Medicine to Final Year Medical Students.', *Medical Teacher*, 5(4), pp. 137–43.
[55] *Khonda, Sarmad and Al Yassin, Dhafir (2007). Kulleyat Tibb Baghdad Fee Thamaniyat Okoud. Baghdad University Press.*

repetition in basic medical sciences would help achieve that goal even with varying degrees of efficiency[56].

As a result, and amid the scepticism and resistance of staff, unplanned applications were made by a limited number of members of the clinical departments by participating in the teaching of basic medical sciences, especially in anatomy and physiology, pathology and pharmacology. These practices were spontaneous and without specific planning. The experiment was unmatched and much liked by students and left a lasting impression and appreciation. The unprecedented development in the curriculum through such experience in the integration of basic and clinical sciences was neither systematic in nature nor documented. Furthermore, the basic sciences topics taught by clinicians were not regarded as part of the syllabus required by the students to pass exams. As such, genuine individual attempts declined and faded over time because it was based on individual initiatives, interest and good faith rather than a systematic approach in reforming curricula. More importantly, in that experience, it was a change in a single part or component of the system whereas the whole system was unchanged. The experiment led students to realise that spending time learning the clinical materials at a time when it was not part of exams will hinder their progress in the study especially that theoretical materials comprised the bulk of their exams. The student's priority was to focus on what is required in exams to pass and progress.

---

[56] WHO (1964) *First Regional Medical Education Conference Tehran 1962: Regional Committee for the Eastern Mediterranean, Agenda item 10.*

In 1967, and in response to the recommendations of the First Conference and subsequent discussions, the first systematic and institutional development of medical curricula in Iraq was implemented at Mosul Medical College. It aimed at correcting the imbalance in favour of the sciences that precede clinical training. The purpose was to extend the clinical training and to focus on the social aspects of the disease. As a result of this change, the natural sciences were dramatically reduced in the first year to a semester with teaching of sciences as related to medicine. In addition, the teaching of basic medical sciences commenced in the second semester of the first year. Anatomy, physiology and biochemistry teachings were to be completed by the end of the second year instead of extending them to the end of third year. Previously, basic medical sciences used to be considered incomplete subjects in the second year (pass mark 40%) with a comprehensive exam at end of third year (passing minimum mark 60%). The third year after the change is now devoted to pre-clinical or clinical education with an early introduction to clinical disciplines. This way the teaching and actual training in clinical disciplines was extended to span over the last three years of study (years 4-6).

This change was an important step towards a more curricular efficiency in achieving the main goal of the medical study which is the graduation of doctors with a level of clinical and professional competencies. Certainly, increasing the number of years of clinical training to more than three years and reducing

embryology, physiology and biochemistry. The third phase (fourth year) was devoted to the study of pre-clinical or para-clinical medical sciences including pathology, microbiology, virology, parasitology, immunology, pharmacology, public health and forensic medicine. This year also included an introduction to clinical history taking and clinical examination. The fourth phase was devoted to clinical training and extends through the fifth and sixth years. This was as described in 1961 by Wilson and McDonald of the American University of Beirut School of Medicine[57].

In 1962, the WHO convened the First Regional Conference on Medical Education in Tehran, Iran[58]. The second conference was held in 1970 in Tehran[59] and discussed the development of curricula in the Eastern Mediterranean countries based on developments and innovations in medical education in the United States in the mid-1950s. The conference in 1962 called for the convergence of medical sciences and clinical disciplines, the elimination of repetition in the information given to the student and the call for the participation of professors from different branches for joint planning and teaching. This development was the first call for integration in its primary form, as was applied at the Case Western Reserve University in the mid-1950[60].

---

[57] *Wilson, J.L and McDonald, J. J. (1961) 'Medical Education in the Arab Middle East.', Journal of Medical Education, 36, pp. 1177–1199.*
[58] *WHO (1962) Proceedings of the Conference on Medical Education in the Eastern Mediterranean Region, Teheran, 16-24 October 1962.*
[59] *WHO (1970) Second Conference on MedicalEeducation in the Eastern Mediterranean Region, Teheran. 12 - 19 Dec. 1970. WHO Report.*
[60] *Paterson JW (1956) 'Western Reserve inter-departmental and departmental teaching of medicine and biological sciences in four years.', Journal of Medical Education, 31, p. 521–529.*

in 1927[61]. At the time of the establishment of the Royal College of Medicine of Iraq, its curriculum was based on teaching difference scientific subjects separately in response to the innovations and developments of medical education in North America in 1910 which consequently spread to the rest of the world[62]. The college was founded by British and Iraqi doctors, headed by the British Dr Harry Sinderson (Pasha and later Sir) who was its founding dean. It adopted the Edinburgh curriculum which was based on the teaching methods used throughout the British Empire and followed the British methods of education based on separate scientific and medical disciplines. Five years later, the five-year college term was later increased to six years[63].

The same subject-based curriculum was copied when other colleges started. There is no doubt that this curricular approach has been strengthened over the years by many additions and developments that followed the expansion of medical information, skills and medical practice, but it is also clear that the foundations of the original curriculum were maintained throughout the decades. In the mid-1960s, the medical study of 6 years was divided into four phases. The first phase is devoted to teaching non-medical basic sciences (physics, biology and chemistry) in the first year as a preparatory year. The second phase, which continues during the second and third years, is devoted to basic medical sciences including anatomy, histology,

---

[61] *Khonda, Sarmad and Al Yassin, Dhafir (2007). Kulleyat Tib Baghdad Fee Thamaniyat Okoud. Baghdad University Press.*

[62]. *Flexner, A. (1910) 'Medical Education in the United States and Canada Bulletin Number Four-The Flexner Report, Carnegie Bulletin, p.364*

[63] *Jawad, A. S. (2013) 'Sir Harry C Sinderson Pasha (1891-1974): Physician, medical educator and royal confidant', Journal of the Royal College of Physicians of Edinburgh, 43(1), pp. 82–87.*

3 DEVELOPMENT OF MODERN MEDICAL EDUCATION IN IRAQ

The education of the "medical profession", as it is referred to in Arabic, is one of the oldest professional practices in ancient Mesopotamia since the dawn of history in the land between the two rivers (Tigris and Euphrates) in the fourth millennium BC and the invention of writing and codification. The translated tablets from the stock kept in the British Museum, show the prominence of the medical profession and the distinction of physicians among the strata of society. The quality of the physician's services has been shown to be controlled by clear regulations in the Code of Hammurabi in Babylon[64,65]. In addition, the teaching of medicine has played a prominent role in the Islamic era, where many books have been devoted to describe the teaching methods and the level required in medical performance in order to certify the student to leave study to practice independently after checking the trainee's arrival to an acceptable level of performance. This was described extensively in the book of Ibn Radwan al-Masri in the tenth century AD[66]. The first faculty of modern medicine founded in Iraq, was based on modern sciences and use of scientific methods in teaching and instruction started in Baghdad

---

[64] Halwani,T. and Takrouri, M. (2006). Medical laws and ethics of Babylon as read in Hammurabi's code (History). *The Internet Journal of Law, Healthcare and Ethics, Volume 4 Number 2.*

[65] *Violato, C. (2016) 'A Brief History of the Regulation of Medical Practice: Hammurabi to the National Board of Medical Examiners', Journal of Science and Medicine, 2(1), pp. 122–129.*

[66] *Al-Masri, Ibn Radhwan. (1986) Al Kitab Al Nafe'a Fee Kayfeyat Ta'aleem Sina'at Al Tib, Kamal Al Samarrai (Ed.). Baghdad University Press.*

- o   Simulation-Based Learning

- Learning and training sites
    - o   In-campus and out of campus facilities
    - o   Health facilities
    - o   Community settings

- Student's assessment
    - o   Summative assessment
    - o   Formative assessment
    - o   Validity
    - o   Reliability
    - o   Objectivity

- Educational programme evaluation
    - o   Monitoring
    - o   Evaluation
    - o   Feedback for decisions

English part page 17-72

2 A PRELUDE: THE EDUCATIONAL PROCESS IN MEDICINE

The Arabic part of this book contains a brief description of the educational process in medicine in general. The account covers models and trends and essential characteristics of the following aspects:

- Curriculum organisation and management
    - Subject-Based Curriculum
    - Integrated Curriculum
    - Outcome-Based Curriculum
    - Community-Oriented Curriculum
    - Spiral Curriculum
    - Core curriculum and special study modules

- Learning approaches
    - Lecture-Based learning
    - Self-Directed learning
    - Problem Solving Learning and Problem-Based Learning
    - Competency-Based Learning
    - Computer-Aided Learning

English part page 16-72

thinking and the ability to pursue lifelong learning. The book provides decision-makers and teaching staff with a simple but adequate guide on how to develop and adopt the steps described in the book in analysing the current methods of teaching and learning using the tools mentioned therein. Two sets of graduate outcomes are presented here for the Iraqi colleges to adapt. The book presents a practical way of analysis of the outcomes (Task Analysis) into knowledge, skills and attitudes to reach the right content for their curriculum. In addition, tools for analysing Iraqi standards of accreditation to reach and formulate the required educational strategies of curriculum, are also presented.

The process of selecting and applying the best approach to reform a curriculum is certainly the responsibility of all departments in the medical college. The student who has been accepted to study at the medical college this year 2017-2018, will probably contribute to the health services until 2070, when s/he will be 70 years of age. Let us imagine that the foundations adopted by the college today and the methodology used to educate and equip this student with the knowledge, skills and professional actions that suits such long service. What sort of education such a student needs to empower her/him to face all the changes that will take place for the next 50 years? Would this education feed this student with a fish whenever feeling hungry or provide opportunities to practice how to fish to feed her/his hunger?

This English abridged version captures important points of the content of the original book written in Arabic.

implement new kinds of curricula (since 2012) in partnership with British medical schools. This book provides an analytical study of the stages of the development of modern medical education in Iraq (primary university education) and compares currently applied programmes with the available developments in medical education in the world, especially in the developed countries.

The book briefly reviews the history of medical schools in Iraq since the establishment of the first faculty of modern medicine in Baghdad in 1927 with the adoption of a curriculum which kept being copied by the colleges established after that. These started with the second college, which opened in Mosul in 1959 and then by the third in Basra in 1967. The total number of colleges in 2018 is twenty-seven colleges. The book then reviews the evolution of medical education curricula in the western world, particularly in North America where most of the educational research and innovation is conducted and applied. The methods that the colleges in Iraq are currently applying are then reviewed and analysed. Internationally approved benchmarks and comparison tools are used in the book to examine the adopted teaching methods used, the quality and effectiveness of the educational strategies, and the methods of training and assessing the required student abilities and competencies required for graduation.

The book aims, in particular, to show which methods provide sufficient opportunities for student to obtain the required competencies needed with emphasis on applied, clinical and behavioural skills. Also, it focuses on opportunities for the student to practice ways to create a spirit of inquiry, in-depth

English part page 13-72

1 INTRODUCTION

The education and development of physicians is an important component of the human resources development (HRD) system operating in health systems around the world. This system consists of three phases. The first phase includes "planning" for the number of doctors and the quality of their competences to meet the needs of the national health system and the international market. The second phase involves the "production" of doctors, i.e. the first stage of university medical education, which prepares and qualifies the graduates of the schools to become doctors. The third and final phase of the HRD system involves "utilisation" of the workforce, starting with recruitment, employment in the health system (public and private sector), regulating and monitoring the quality of their performance, promotion motivation, and improvement of competencies through in-job-training, postgraduate studies and continuing professional development[67]. In Iraq, for the past 10 years, the issue of developing the education process in medical schools has been emphasized through the Committee of Deans of Medical Colleges in Iraq. In collaboration with the World Health Organization (WHO), this committee initiated its work in 2007 aiming at raising the quality of its graduates' performance. One of the products of this project was the adoption of a national set of standards which required rethinking of teaching and learning methods and thus a thorough revision of the curricula of these colleges. In response to this, a few colleges started to

---

[67] *WHO* (1986) *Health Manpower Development in countries of the Eastern Mediterranean Region. WHO EMRO Report No. I!M/RC33/11.*

English part page 12-72

English part page 11-72

Table of contents

English part page 10-66

Dedication

This book is dedicated to staff in the 29 medical colleges in Iraq to support their work in reforming their curricula to meet the standards set up by the National Council of Accreditation of Medical colleges in Iraq.

English part page 8-72

English part page 7-72

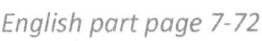

Authors:

GHANIM ALSHEIKH

Founding Dean, Tikrit University College of Medicine (TUCOM), Iraq.
Former WHO Regional Coordinator for Human Resources for Health (HRH) and medical education.
Currently Honorary Clinical Senior Lecturer, WHO Collaborating Centre for Public Health Education and Training, Imperial College London, UK.

OMAR MUSTAFA

Consultant Diabetologist, King's College Hospital and
King's Institute of Diabetes, Endocrinology and Obesity, London, UK
Associate Director of Medical Education, King's College Hospital, London, UK

AHMED ALKAFAJEI

Chairman of Departments of Community Medicine and Public Health, Universities of Basra (Iraq), Mosul (Iraq) and Science and Technology (Jordan).

TALIB J. KADHIM

Dean, College of Medicine, University of Diyala (Iraq) and Vice-President, Iraqi National Council for Accreditation of Medical Colleges.

English part page 6-72

Book title: Preparing Tomorrow's Doctors: A Call for Reform of Iraqi Medical Curricula.

Authors: Ghanim Alsheikh, Omar Mustafa, Ahmed Alkafajei, Talib J. Kadhim

Printed in: CreateSpace, a one of Amazon.com Companies.

Year: 2018

Cover design: Tamara Alsheikh

Cover photo source: unsplash.com

ISBN-13: 978-1720346487
ISBN-10: 1720346487
BISAC: Medical, Education, Training.

PREPARING TOMORROW'S DOCTORS

A Call for Reform of Iraqi Medical Curricula

GHANIM ALSHEIKH

OMAR MUSTAFA

AHMED ALKAFAJEI

TALIB J KADHIM

2018

English part page 4-72

PREPARING TOMORROW'S DOCTORS

A Call
for Reform
of Iraqi
Medical Curricula

English part page 2-72

English part page 1-72